なぜ新型コロナを止められなかったのか

The COVID-19 Catastrophe

What's Gone Wrong and How to Stop It Happening Again

Richard Horton

リチャード・ホートン

吉嶺英美［訳］

青土社

なぜ新型コロナを止められなかったのか

目次

COVID-19で亡くなられたすべての人々に

なぜ新型コロナを止められなかったのか

恐怖は、文明すべての礎と言える。

ラース・スヴェンセン、『恐怖の哲学（*The Philosophy of Fear*）』（二〇〇八）

序文

ＣＯＶＩＤ－19は矛盾に満ちたパンデミックだ。

この新型コロナウイルスに感染した人のほとんどは軽い症状が出るだけで、たとえ簡単には治らなくても最終的には回復する。とはいっても深刻な状態に陥る人もかなりいて――おそらく五人に一人――、集中治療や人工呼吸器が必要になることも珍しくない。ＣＯＶＩＤ－19が死につながる人も多いのだ。

また、高齢者や基礎疾患がある人は重症化しやすいと言われるが、重症者のなかには若い人もいれば、それまで特に悪いところのない健康体だった人たちもいる。

このＣＯＶＩＤ－19と戦うために必要な新たな知識の蓄積には、科学界が大きく貢献してきた。しかしそれでも、このウイルスやこのウイルスが引き起こす病気に関してはいまだにわかっていないことが多く、パンデミックの抑制は困難を極めている。

また、世界保健機構（ＷＨＯ）はこの事態に前代未聞のスピードで対応し、ただちに「国際的に懸念される公衆衛生上の緊急事態（ＰＨＥＩＣ）」を宣言した。それでも、世界で唯一の保健機関であるＷＨＯは、耐えがたい政治的圧力にさらされ、その信頼性を保つ戦いを強いられた。

各国はパンデミックに打ち勝つために国際協力を誓ったが、その言葉と行動はなかなか一致せず、国際協力どころか対立や、責任追及に時間を費やしたケースも少なくなかった。

このCOVID－19のパンデミックは、感染者数や集中治療を受けている患者数、死者の数など統計上の数字で語られ、報告されてきた。人の命が、たんなる数字に置き換えられてしまったのだ。そして疫病のデータはグラフとなり、それぞれの国は死亡率で比較された。

だが本来、失われた命を、数字でひとくくりにしてはいけないのだ。彼らを統計表上のグラフの線にするべきではないし、国と国との違いを論じる材料にするべきでもない。失われた命はどの命も同じように大切であり、武漢で亡くなった人も、ニューヨークで亡くなった人も、その命の重さは変わらない。だが、パンデミックの衝撃をグラフや数字で示す私たちのやり方は、亡くなった人たちの人生の物語を消してしまっている。COVID－19の科学や政治学は、人間性を抹殺する恐ろしい行為になっているのだ。

閣僚も、政府の科学顧問や医学顧問たちも、繰り返される記者会見ではつねに、COVID－19で命を落とした人々の死を「不幸な」死と表現した。だがそれは決して「不幸な」死ではない。彼らの死は不運な死でもなければ、あるまじき死でも、遺憾な死でもない。彼らが命を落としたのは、政府の組織的不作為の結果であり、公職者たちの思慮を欠いた怠慢がもたらした結果なのだ。

私は医学誌ランセットを編集しているが、今回、私たちはCOVID－19を理解しようと必死に努力する医学者と、パンデミック対策の責任を負った政治家や政策立案者の間で板ばさみとなった。しかし医療の最前線で働く人々の研究報告に目を通し、それを誌上で発表するうち、科学者たちが積み上げていくエビデンスと政府の行動の間のギャップがあまりにも大きいことに私は愕然とした。そしてこのギャップが広がるにつれ、怒りが込み上げてきた。政府がチャンスを次々と逃し、呆れるような判断ミスを続けたことが、何万、何十万という市民の死につながったのだ。それは決して忘れてはいけない事実だ。

本書は、そんな彼らの物語だ。

第一章　武漢から世界へ

人類が、過密の度を増す土地やひっ迫する資源を巡って内輪もめを続ければ、アドバンテージは病原体の側に移っていく。病原体は私たちの捕食者だ。したがって病原体に不利な合理的な地球村で生きる術を私たちホモ・サピエンスが学ばない限り、この勝負に勝利するのは病原体だ。その術を学ぶか、迫りくる疫病と対峙する覚悟を決めるか、道はどちらか一つしかない。

ローリー・ギャレット『カミング・プレイグ』（一九九四）

何かが起こった。だが詳細はいまだ不明で、すべてが解明される日は永久にこないかもしれない。とりあえずこれまでにわかっているのは、以下のとおりだ。

二〇一九年一二月三〇日、原因不明の肺炎を発症した患者の肺から検体が採取された。患者は、中国湖北省武漢の武漢市金銀潭医院の入院患者で、その検体をリアルタイム・ポリメラーゼ連鎖反応（RT‐PCR）と呼ばれる検査で調べた結果、新型のコロナウイルスが検出された。

コロナウイルスは、コウモリやネコ、ラクダといった動物によく見られるウイルスで、種類は何百種類もある。そのうちの六種類が人間に感染する型、すなわち動物の宿主から人間へと種の壁を超えて感染する型として知られている。一般的な風邪の約一〇パーセントから一五パーセントは、この六種類のコロナウイルスが原因だ。

人に感染するコロナウイルス六種類のうちの四種類、すなわちNL63（二〇〇四年にオランダで特定）とHKU1（二〇〇五年に香港で発見）、そしてOC43と229E（どちらも一般的な風邪を引き起こす）は、感染しても軽度から中程度の症状ですむ。しかし残りの二つのコロナウイルス——重症急性呼吸器症候群コロナウイルス（SARS－CoV－1）と中東呼吸器症候群コロナウイルス（MERSCoV）——がもたらすリスクはより深刻だ。では、武漢で見つかったウイルスはどうなのか。人に感染する七番目のコロナウイルス、それもこれまで以上に危険なタイプのコロナウイルスなのだろうか。

この新型ウイルスの遺伝コードはすぐに解析された。そして既存のウイルスのゲノムとの比較により、コウモリのSARSに似た株の近縁種であることが明らかになった。このSARSの四文字に、北京の国家衛生健康委員会は震撼し、大パニックに陥った。二〇〇二―三年に発生したSARSのアウトブレイクでは、三七カ国で八〇九六人が感染、七七四人が死亡したうえ（死亡率はなんと一〇パーセントという高さだった）中国政府のお粗末な対応は世界中の非難を浴びたのだ。もう二度と、あのような屈辱を繰り返すことはできなかった。

ＳＡＲＳに似たこの新しいウイルス——のちにＳＡＲＳ-ＣｏＶ-２と命名された——に対する当初の反応は、まさに身のすくむような恐怖だった。十二月三〇日、武漢の眼科医、李文亮《りぶんりょう》医師はインスタントメッセンジャー・アプリのウィーチャットで、医師仲間たちに新たなＳＡＲＳウイルスが出現したと警鐘を鳴らした。しかし、その投稿内容が地元警察の耳に入ったことで、彼は身柄を拘束されて尋問されたあげく、「デマをまき散らした」として訓戒処分を受けるはめになった。それだけにとどまらず、今後そのような虚偽情報を流さないと約束する書類に署名までさせられたのだ。天安門事件以降、社会の秩序を守り、安定を維持することが最大の任務となっていた地方の共産党幹部たちは、中央政府の目を引くことを嫌う。だからなんとしても、李文亮の口をふさいでおきたかったのだ。

そのいっぽう、武漢市当局は一二月三一日、健康注意警報を発表していた。この新たなウイルス感染症らしき症状で入院した患者たちには共通点があると武漢の医師たちが気づいたからだ。じつは患者たちは全員、発症前に生きた動物や海産物の卸売市場、華南海鮮市場を訪れていたのだ。二〇〇二—三年に流行したＳＡＲＳでは、感染源はフェレットによく似た哺乳動物のジャコウネコとされ、そのジャコウネコはコウモリから感染したと言われていた。では今回も、同じ連鎖が繰り返されたのだろうか。ＳＡＲＳに似た新しいウイルスが、またも動物から人間に伝播したのだろうか（このタイプの感染は人獣共通感染症と呼ばれる）。その可能性が高いと考えた当局は、海鮮市場を翌日の一月一日に閉鎖した。

中国政府は、二〇〇二―三年のSARSのアウトブレイクからしっかりと教訓を得ていたため、武漢から報告を受け取るとすぐに、北京にある世界保健機関（WHO）の事務所に連絡を入れた。そして一月一日、WHOはこの流行を調査するインシデント管理支援チームを立ち上げた。一月三日までに四四件の症例が報告されたが、患者たちが罹患しているのはたんなる風邪ではないらしく、なんと一一人が深刻な肺炎を発症していた。

翌日、WHOはツイッターで「WHOは中国より、湖北省武漢で肺炎のクラスター――死者はなし――が発生したとの報告を受けた。現在は、肺炎の原因を特定する調査を実施中」と全世界に注意喚起を行った。一月五日、WHOは感染発生について、より公式な通知を出し、一月一〇日には、新規感染者の発見、検査、管理に関する技術的な手引きを発表した。

SARSの最初の流行から二〇年の歳月が流れた今、中国の科学界は飛躍的な進歩を遂げ、感染症対策の態勢も十分に整っていた。中国の科学者たちはただちにウイルスを分離すると、そのゲノム配列を解析し、一月一二日までにその結果を公表した。

その翌日、中国国外で初の感染例が報告された。WHOは武漢からの旅行者が一月八日にタイで入院したと声明を出し、「中国国外で感染者が見つかることは想定の範囲内であり、WHOが各国に積極的な監視と準備を呼びかけているのもそのためだ」とさらなる注意を呼びかけた。

WHOの事務局長、テドロス・アダノム・ゲブレイェソス博士も、今、目の前で公衆衛生上の危機が起こりつつあることには気づいていた。彼の前任者、マーガレット・チャン博士は、二〇一三年一二月に西アフリカで始まったエボラウイルス病のアウトブレイクへの対応が遅かったとして大きな批判を浴びた。このときの流行では、一万一〇〇〇人以上の死亡が報告されたのだ。SARSでしくじった中国同様、WHOも二度目の失敗は許されなかった。そこでWHOは、テドロス事務局長が「緊急委員会の委員たちと協議し、委員会の招集を検討する」と発表した。

緊急委員会とは、国際保健規則（IHR）のもと召集される緊急委員会のことを指す。ちなみにIHRとは「疾病の国際的伝播を防止、予防、管理し、公衆衛生対策を提供する」ことを目的とした法的拘束力のある規則だ。疾病により、国際的に懸念される公衆衛生上の危機が生じた場合は、この委員会が〝国際的に懸念される公衆衛生上の緊急事態（PHEIC）〟を勧告し、WHOの事務局長がPHEICを宣言することになっている。

PHEICの宣言がなされるとはまさに、国際保健規則が言うところの「異常事態」だ。PHEICの宣言は、おそらくWHOの事務局長が持つ最大の権限だろう。WHOは疾病の脅威について対象国と協議する必要があるが、その国の見解や希望は無視することができる。そしてPHEICを宣言するに足るエビデンスがあるか否かの判断は、事務局長のみに許されているのだ。これは極めて大きな権限だ。

エボラウイルス病は二〇一三年一二月にギニアで最初に報告され、その後、感染はリベリアとシエラレオネへ拡大した。死亡率は四〇パーセントと高く、感染者はマリとナイジェリアでも見つかった。さらにエボラウイルスはアメリカ、イギリス、イタリア、スペインにまで運ばれた。WHOのチャン事務局長は二〇一四年八月八日にPHEICを宣言したが、その時点ですでに最初の症例が報告されてから八カ月が経過していた。あのときのような対応の遅れは絶対に避けたいという思いが、テドロス事務局長にあったのは想像に難くない。彼は、武漢で起こっている事態のエビデンスを慎重に、けれど速やかに評価しなければならなかった。

PHEICを宣言するには、二つの条件を満たす必要がある。一つ目は、その病気が国際的に拡大することで他国に公衆衛生上のリスクを及ぼす可能性がある、ということ。二つ目は、その病気をコントロールするためには、国際協調が必要、ということだ。

二〇二〇年一月二二日と二三日に開かれた最初の緊急委員会では、PHEIC勧告の是非について委員たちの意見が真っ二つに割れた。これには、多くの識者たちが驚いた。過去の失敗を考えれば、新たな感染症の脅威がわかった時点で、世界に非常事態を呼びかけるのが普通だ。しかしテドロス事務局長は動かなかった。緊急委員会の強い後押しがないまま、自身の判断だけで動く覚悟がなかったのだ。彼にはもっと多くのエビデンス——そして時間——が必要だった。

一月二十四日、テドロス事務局長の不安はさらに高まった。香港の科学者チームが、新型コロナウイルスは人から人へ感染するという研究結果を発表したのだ。不吉なことにこの研究チームは、今回の流行を二〇〇二―三年のＳＡＲＳの流行と比較し、いくつか重要な提言を行っていた。

ＳＡＲＳの大流行が当初、動物から人への感染で始まった経験を踏まえ、狩猟動物の肉の販売をできるかぎり規制し、この感染経路を断ち切るべきである。しかし……しかし無症候性感染も可能と思われるため、できるだけ早い段階で感染者を隔離し、接触者の追跡、隔離を行う必要がある……一般の人々には食品の衛生および個人の衛生についての教育を行い、医療従事者には感染対策を順守するよう注意喚起することも非常に重要だ。[1]

こうして科学者たちがウイルスの遺伝的特徴や生態をつぶさに調べているあいだも、医師たちはこのウイルスが引き起こす病と格闘していた。その症状は、単純な肺炎ではなかった。感染した患者の多くは、症状も軽く速やかに回復したが、一部の人々（約二〇パーセント）は重症化した。一般的な症状は、発熱、咳、筋肉痛と倦怠感だ。だが患者が男性で高齢、そのうえ糖尿病や高血圧、肥満、心臓病などの基礎疾患を持っていれば、重症化し、その後死亡する可能性も高かった。

大抵の場合、重症化の前兆は発症から約一週間後に生じる息苦しさだった。その後、体調は急激に悪化して急性重症呼吸促迫症候群へ進み、集中治療室（ＩＣＵ）での呼吸器装着が必要になる。さらに病状は急激に進み、身体からサイトカインと呼ばれる化学物質が大量に放出され、患者は多臓器不全――心臓、腎臓、肝臓の急性損傷や小血管中の血栓、二次感染――を起こす。医師ができることといえば、呼吸器を装着した患者にＩＣＵでできる限りのことをし、あとは患者が自力で乗りきってくれることを祈るだけだ。だが、ＩＣＵに入った患者の半分はそれを乗り切ることができなかった。

のちに新型コロナウイルス感染症（ＣＯＶＩＤ－19）と呼ばれるようになったこの疾患の最初の臨床報告も、一月二四日に発表されている。[2]報告書を見れば、それを書いた医師たちが不安に襲われていたのは明らかだ。そこには「ＩＣＵでの治療が必要」となる「重症で、時に致命的な肺炎」と記され、「死亡者数は急増している」とある。さらに「フィットテスト済みのＮ95マスクなど、空気感染対策やそのほかの個人防護具の使用を強く推奨する」と述べ、ＣＯＶＩＤ－19にはＳＡＲＳコロナウイルスやＭＥＲＳコロナウイルスの感染症と類似した点があるとも強調している。また、治療法はないと記し、「この新しいコロナウイルスはパンデミックになる可能性がある」と強く示唆していた。

テドロス事務局長は訪中し、一月二八日に習近平国家主席と面会した。状況の深刻さを理解しはじめた彼は一月三〇日、ＩＨＲの緊急委員会を再度招集。このときはもはや意見が割れることもなく、委員会は緊急事態の宣言を勧告し、同日、テドロス事務局長はＰＨＥＩＣを宣言した。ＷＨＯの言葉を借りれば、ＰＨＥＩＣとは「深刻で異例、または予想外で、当該国以外にも公衆衛生上の危機をもたらす可能性があり、直ちに国際的な対策が必要な状況」のことだ。

ＷＨＯは、全世界に向けた最高レベルの警報を八カ月ではなく、わずか三〇日で出したのだ。そう、ＷＨＯはちゃんと世界に警告を出していた。それも、一月の段階でだ。

一月三一日、ガブリエル・レオンと香港大学の科学者たちは、新型コロナウイルスが「パンデミックになる可能性」をさらに強調した。彼らも、世界が直面している危機に気がついていたのだ。湖北省の省都である武漢は、国内輸送、国際輸送の要衝だ。武漢を飛び立つ航空便はバンコク、香港、ソウル、シンガポール、東京、台北、クアラルンプール、シドニー、メルボルン、ロンドンへと乗客を運んでいく。だから中国国外で最初に感染例が報告された国がタイだったのも、決して偶然ではなかったのだ。

新型コロナウイルスのヒト‐ヒト感染はすでに、中国の複数の都市で発生しているとレオンたちは考えていた。それどころか「この調子でいけば、感染を抑える手だてが何もないまま、［新型コロナウイルスは］世界中に蔓延する可能性がある」と彼らは警告し、「［パンデミックを防ぐには］感染が拡大している地域の人々の移動を大規模かつ厳格に制限する対策を早急に検討する必要がある。大規模な集会の中止、学校の閉鎖、在宅勤務体制の整備といった戦略で、人と人の接触は劇的に減るはずだ」との提言を行った。

彼らは、生きた動物を売買する市場の閉鎖と、ワクチン開発の加速も求めた。さらに「このような規模の世界的大流行に対応するうえで必要になる医薬品や個人用防護具、医療品、人的資源を即座に確保できるよう計画を立てておくべきだ」とも強く呼びかけた。[3]

＊

アダム・クチャルスキーは著書『伝染の法則（*The Rules of Contagion*）』で、「たとえパンデミックを一度経験したとしても、それは…たんに一つのパンデミックを経験したというだけだ」[4]と述べている。つまり、パンデミックは一つひとつ性質が異なるため、一般論で語るのは難しいというのである。だがそれでも、感染の拡大傾向に影響すると思える特徴はいくつかある。

パンデミックに発展するかどうかを示す重要な物差しになるのが、基本再生産数、すなわちR_0だ。これは、感染症に感染した一人の患者が、誰も免疫を持っていない集団に加わったとき何人に感染させるかを表す数字だ。基本再生産数が二なら、感染者は一人から二人に、二人から四人に、四人から八人に増えていく。いっぽう基本再生産数が一未満なら、流行は最終的には終息する。

武漢で新型コロナウイルスの流行が始まったとき、基本再生産数は約二・四だった。[5]つまり、感染の拡大可能性は非常に高かったのだ。そして案の定、感染は拡大した。感染者との直接的な接触、すなわち感染者の鼻や口からの飛沫を吸い込んだり、ウイルスが付着したものを触ったりしたことで感染が広がったのだ。中国ＣＤＣである中国疾病対策予防センターの報告書には、流行の初期、中国の科学者たちは「この新型コロナウイルスは非常に感染力が高い」と指摘したとある。さらに、報告書はこう続く。

このウイルスの感染は恐ろしいスピードで拡大し、一つの都市から全国へわずか三〇日で広がってしまった。都市全体を完全に封鎖して隔離し、春節の祝賀や通学、通勤を禁止し、医療従事者や公衆衛生担当者、軍の医療班を大量に動員したうえ、突貫工事で病院を建設するといった過激なまでに厳格な対策をとったが、それにもかかわらず新型コロナウイルスは広範囲にわたって影響を及ぼした。[6]

一月二三日、中国当局は武漢のロックダウン（都市封鎖）を行い、交通機関もすべての運行を停止した。その後すぐに、ロックダウンは他の一三都市でも実施され、全体で三六〇〇万人が隔離された。だがそのころにはもう手遅れだった。武漢で感染した患者が、タイを皮切りに日本、韓国、アメリカ、カナダ、ネパール、香港、シンガポール、マレーシア、さらには台湾でも報告された。

ウイルスは鉄道や飛行機を使い、武漢から世界へと旅立ったのだ。

ヨーロッパで最初の感染者が確認されたのは一月二四日のフランスの症例と、一月二七日のドイツの症例だ。イギリスで感染者第一号が出たのは一月三一日。中国国外初の死者は二月二日にフィリピンで報告された。そして二月三日には、大型クルーズ船ダイヤモンド・プリンセス号が日本の横浜港で隔離された。こうしてウイルスは、野火のごとく世界中へ広がっていった。

中国以外で最初に人道的危機にさらされたのがイタリアだ。イタリアは三月九日に全国的なロックダウンを開始。ロンバルディア州など北部地域の一六〇〇万人が隔離された。住民が外出するときは外出理由を記した証明書の携帯が求められ、違反者には四〇〇ユーロから三〇〇〇ユーロの罰金が科された。

スペインもまた、筆舌に尽くしがたい悲惨な流行の波にのまれ、三月一四日から厳重なロックダウンを開始した。その後、フランス（全土）とドイツ（一部地域）もそれぞれ三月一七日と三月二二日にロックダウンを開始した。イギリスの動きは近隣のヨーロッパ諸国よりいくぶん遅かったが、それでも三月二四日には経済活動を停止した。しかしイギリス国民はこの事態を予期しており、政府が正式にロックダウンを行うずっと以前から行動様式を変えていた。この市民の動きに立ち遅れたのが、政治家たちだ。三月二七日、ボリス・ジョンソン首相は自身が新型コロナウイルスに感染したことを公表した。

そしてアメリカは予想通り、想定外の対応をとった。アメリカの症例第一号は一月二一日、ワシントン州で報告された。トランプ大統領は当初、新型コロナウイルスを「新たなデマ」と言っていた。一月三〇日までは、この流行を「非常にうまくコントロールできている」と言い、二月二日には、政権は「非常によく食い止めている」と語った。そして二月二七日には「この流行はやがて消えてなくなる」、三月四日には「アメリカの患者はごく少数」と語った。三月一〇日には「大変うまくいっている」と言い、三月一二日には「そのうちなくなる」と言っていたが、三月一七日になるとさすがのトランプ大統領も「これはパンデミックだ」と認めざるをえなくなった。

ウイルスは世界中に広がった。WHOは、インドからインドネシア、トルコからアルジェリア、ブラジルからエクアドルと、世界二一三の国と地域で感染が広がっていると報告。国民全員を検査した国はないため、全世界に何人の感染者がいるのかも正確な数字はわからない。むしろデータとして信頼できるのは死者数だ。多くの国が、国の死亡統計を出すのに使う死亡証明書制度を整備しているからだ。だがたとえ死亡者数を物差しにするにしても、イランや中国といった国々のデータをうのみにするわけにはいかない。

中国は四月、武漢が報告してきた死亡者数に一二九〇人の見落としがあったとし、全体の死亡者数を五〇パーセント上方修正した。だがそれでも、中国が報告した総死亡者数が低く見積もられている可能性は高い。もし流行の拡大に応じて中国が症例の定義を変更したのなら、実際の総感染者数は二三万二〇〇〇人だったという調査もある。

本書を執筆している時点（二〇二〇年五月）で確認されている新型コロナウイルス感染者数は、五二〇万四五〇八人だ。これはパナマやクウェート、クロアチアの人口、またはサハラ以南のアフリカ十カ国を合わせた人口より多い。

総死者数は三三万七六八七人。WHOの報告によれば、死者数の多い国々は以下のとおりだ。

アメリカ	九万四〇一一人
イギリス	三万六六七五人
イタリア	三万二七三五人
フランス	二万八六七八人
スペイン	二万八二八一人
ブラジル	二万一〇四八人
ベルギー	九二三七人
ドイツ	八二四七人
イラン	七三五九人
メキシコ	六九八九人

カナダ　　　　六二七七人
オランダ　　　五八一一人

世界の感染の分布は大きく偏っている。二〇二〇年五月二五日現在、アメリカの感染者は二三三万八一二四人を記録。それに続くのがヨーロッパで二〇〇万六九八四人だ。そのあとを追うのがアラブ世界（四一万五八〇六人）、東南アジア（一九万一九六六人）、そして西太平洋（一七万三六二一人）だ。アフリカもウイルスの脅威を免れたわけではなく、七万七二九五人が報告されているが、もちろん実数はこれよりずっと多いだろう。コンゴ共和国の首都、ブラザビルにあるＷＨＯの地域オフィスは、アフリカでは最終的に一九万人がＣＯＶＩＤ－19で命を落とすだろうとしている。

感染力の高いこのウイルスへの公衆衛生対策――いわゆる薬剤を使わない対策――については当初、西側諸国のほとんどが導入に消極的で、その後も導入は段階的だった。最初に推奨されたのは手洗い、それも定期的かつ適切に（「ハッピーバースデー」の歌を二回歌うあいだ中）手を洗うことと、咳エチケットの徹底、顔を触らない、そしてティッシュペーパーの利用と使用済みのティッシュの再利用禁止だった。次に言われたのは、他者との距離を保ち、人と会う機会を減らすこと――最低でも家族以外との握手やハグ、キスを避けましょう、という呼びかけだった。そして最後にきたのがロックダウン、すなわちほぼすべての社会活動の停止だ。

学校は学期の途中で突然休校となり、大学は学生たちを実家に帰した。レストランはシャッターを閉じ、劇場の公演はすべて休演。博物館も美術館も扉を固く閉ざし、地元の図書館や教会でさえその例外ではなかった。結婚式、洗礼式、スポーツイベントはすべて禁止され、小売業で営業を許されたのは薬局、食品店と金物店、スーパーマーケット、ガソリンスタンド、自転車店、コインランドリー、自動車修理工場、レンタカー店、ペットショップ、新聞販売店、郵便局、銀行だけだった。外出が許されるのは、エッセンシャルワーカー（医療や福祉、教育や保育、食品や必需品の製造販売、国と地方の政府、水道・ガス・電気、治安や国の安全の維持、交通の分野で働く人々）か、必需品の買い物（頻度はできるだけ抑える）、病院およびお年寄りや障害のある人への訪問、献血、そして一日一回の運動だけだった。

完全なロックダウンに踏み切る判断は難しいが、それに輪をかけて難しいのが、いったん封鎖した都市を再度、正常に機能する社会に戻していくことだ。イギリスの国民は、ロックダウンが始まって三週間もたたないうちに、出口戦略をさかんに議論するようになった。けれど免疫をつけるためのワクチンがなく、検査や濃厚接触者の追跡・隔離ができる体制もない状況では、早期の封鎖解除など幻想と妄想が入り混じった推測でしかない。

それは、武漢のエビデンスがよく物語っていた。[7]武漢ではなんと労働者の約九〇パーセントに厳しい外出制限と行動制限をかけていた。もし、基本再生産数が二を上回る状態で職場への復帰を段階的に進めるのであれば（ロックダウン終了後、最初の二週間で労働者の二五パーセントが職場に戻り、次の二週間で五〇パーセントが戻り、最後に一〇〇パーセントの労働者が職場に復帰する）、厳密なソーシャル・ディスタンシングの解除を始められるのは四月初めごろになる、というのがロンドン大学衛生熱帯医学大学院の疫学者たちの予測だった。もしロックダウンの解除が早すぎたり、職場復帰の段階的導入を怠ったりした場合は、感染第二波がやってくることはほぼ確実というのだ。

武漢のロックダウンが始まったのは一月二三日なので、ウイルスの感染を封じ込めるには、徹底的な対策を最低一〇週間は続けないといけない、ということになる。実際、武漢は四月八日から封鎖の解除を徐々に開始したが、それでも多くの学校、店舗、映画館は閉じたままだった。

武漢で起こった新型コロナウイルスの流行はやがてパンデミックに発展する、と考えていたガブリエル・レオンも、出口戦略を真剣に検討していた。[8] しかし彼も香港の彼のチームも、早期の封鎖解除は危険だと警鐘を鳴らしていた。基本再生産数が再び一を上回れば、パンデミック第二波の到来は避けられないからだ。もし、都市封鎖下で経済活動を再開するなら、基本再生産数一未満を条件にすべきであり、致命率とRt（実効再生産数、または特定の時と場所の実行再生産数）という二つの重要な数字を継続的に監視する必要がある、と彼は助言していた。

致死率とは、感染が確認された母集団において、その感染で死亡したと検査で確認された死亡数が占める割合を指す。致死率は、その集団の普段の健康水準や利用可能な医療資源によって異なるが、これは重症の感染者を治療する医療システムの能力がどのレベルにあるかを示す貴重な物差しにもなる。

一方、実行再生産数は、その感染症が再流行の傾向にあるか否かを敏感に察知する指標になる。これをリアルタイムで監視するには地域社会全体を対象に検査を実施し、早い段階で感染を検知することが必要で、検査で陽性者が見つかれば、その人物の濃厚接触者を追跡し、隔離して感染の拡大を防止する。また、市中にどのぐらいの人が出ているかを調べる、デジタル機器監視も役に立つ。

だが実際にはワクチンができないかぎり、完全に通常の生活に戻るのは難しいだろう。いや、ワクチンが手に入るようになってもおそらく、元には戻らない。ワクチンは決して「特効薬」ではないからだ。ワクチンが一〇〇パーセント効果的とは言えないし、市民全員がワクチンを接種する可能性も低い。おそらくＣＯＶＩＤ－19は、私たちの人生を一瞬にして隔絶したり透過不可能な境界なのだ。そして私たちはもう二度と、元の生活に戻れない。

＊

コロナウイルスが人々の生活にこれほど突然、これほど激しく、多大な影響を及ぼしているのなら、その政治的、経済的、社会的、文化的影響についても考える必要があるだろう。もちろん、確実なことを言うのは時期尚早だ。だが、パンデミックが世界中で猛威をふるっている最中にもかかわらず、すでに、いくつかの大きな影響が出てきている。

四月十三日、WHOのCOVID－19特使、デビッド・ナバロは「このウイルスはなくなりません……そう、私たちはマスクをしなければいけない。人との距離も徹底してとっていかなければいけない……これは革命なのです」と強い口調で呼びかけた。たしかにロックダウンは人と人の関わり方を一変させた。いまや私たちは、誰かが向こうから歩いてくれば、道を渡って反対側に移動するし、人からはつねに二メートル距離をとろうと気を配る。スーパーマーケットに入るときは建物の外で列を作り、一時間以上、辛抱強く並ぶことだってある。また、どの店も店内に入る買い物客の人数は厳しく制限している。私たちはマスクやゴム手袋をしている人にもすっかり慣れ、もし、誰かに近づき過ぎてしまえば相手は後ずさりをする。スーパーマーケットでうっかり他の人がいる通路へ曲がれば、相手はすれ違わないよう別の通路へ消えていく。感染している可能性はすべての人にあり、誰もがリスクにさらされている。安心できるのは自分の家族だけだ。

このような新しい生活様式は、危険に満ちた今の時代を生き抜く賢明な行動なのだろうか。それとも人との信頼関係の喪失や、コミュニティに入った大きな亀裂、私たちの連帯の崩壊を物語るものなのか。これが、私たちが目指すべき革命的な変化なのだろうか。

たしかに、職場ではすでに一つの革命が起きていた。リスクと隣り合わせの仕事で生計を立てずにすむ幸運な人たちは、いまや自宅を新たなオフィスにし、キッチンテーブルやソファで仕事をしている。自宅で仕事ができるのは大きな魅力だ。しかし今、私たちが体験している孤立状態が、精神衛生に大きな影を落としているのもまた事実だ。

キングス・カレッジ・ロンドン精神医学部のサマンサ・ブルックスのグループは、孤立の影響が世界の文学作品にどう表れているかを調査したが、その結果は驚くべきものだった。[9] 孤立は退屈なだけでなく、心的外傷後ストレスや混乱、恐怖、怒り、焦燥感をもたらすというのだ。さらにそういった影響のなかにはその後も長く尾を引くものもある。したがって孤立する期間はできるだけ短くしたほうがいい、というのがブルックスたちの見解だ。在宅での仕事は最初のうちは楽しいかもしれない。けれどそこには、ときに深刻な心の傷の種が潜んでいることもあるのだ。

また、民主主義にも変化があった。議会は休会となり、政治家たちはまるで戦時下のような言葉を駆使して（「我々は見えない殺戮者と戦っている」）「連帯」を呼びかけては、国民の〝ダンケルク精神〟をかき立て、ウイルスとの「戦い」を促した。

戦争の隠喩は感情に訴える力が非常に強く、国民の心に届きやすい。戦争用語は人々に脅威や緊急性、危険性を伝え、邪悪な敵との戦いを示唆し、危険が迫っている、このままでは犠牲者が出るぞ、と注意を喚起するからだ。だが戦争の隠喩には、戦争の隠喩だからこその危うさもある。政府の方針への異議や批判は口にすべきでないという空気が醸成され、批判は一種の裏切り行為として禁じられる可能性さえ出てくる。強調されるのも予防ではなく、治療だ。それにもし、病気に対応する必死の努力を戦争と呼べば、突如「戦場」に置かれた人々の精神状態が悪化する可能性もある。また、戦争という概念には勝敗がつきものだが、定着してしまったウイルスとの戦いでは、全面的な勝ちも全面的な負けもありそうにない。

中国については特に、さまざまな意見が飛び交った。なかには新型コロナウイルスへの中国の対応を、口を極めてほめそやす人々もいた。WHOのテドロス事務局長は一月二八日に「この流行に対する中国の真摯な対応に感謝する」と語っている。彼はその後も、中国政府に対し「流行の発生源、エピセンターで大規模な対策を講じ……感染が中国の他の地域や世界に拡大するのを防いだ」と感謝しつづけている。

だが、中国の対策に不満を抱いている者たちもいる。英保守党の下院議員で、影響力の大きい下院外交特別委員会委員長を務めるトマス・タジェンダットは、コロナウイルスへの中国の対応を厳しく批判した。武漢がロックダウンを解除し、イギリスの死者数もピークを過ぎた四月一三日、彼は「中国は［中国共産］党の権力を保つために国民を犠牲にし、意図的に嘘をついた」とコメントしている。

中国の対応が本当にすばらしかったかどうか、最終的な判断はこれからだ。だがその前に、中国はいくつかの疑問に答える必要がある。たとえばこのパンデミックの進展を時系列で追っていくと、謎の空白期間があるのがわかる。中国で最初の感染例が報告されたのは二〇一九年十二月初めだが、中国政府がWHOに通知したのは一二月三一日なのだ。では、この間に何が起こっていたのだろうか。

十二月の武漢でいったい何が起こっていたのか。地元の共産党幹部たちは、新たなウイルス出現の証拠をもみ消したのか。彼らは、中央政府への報告をためらったのか。また、一月一一日から一二日に中国政府はなぜ、一月三日以降、COVID－19の新規感染者は見つかっていないとWHOに報告したのか。これは明らかに虚偽報告だ。中国政府はこの流行を取るに足らないものとして片づけようとしたのだろうか。だが中国政府は、すべての批判を否定している。

二月二日、私のもとに「中国の一市民からの必死の訴え」と題された電子メールが届いた。送信者は自らをムーナと名乗り、コロナウイルスが蔓延する中国での生活について次のように綴っていた。

今、少なくても武漢を含む五つの都市で公共交通機関の運行が停止されています。また、湖北と北京を含む一〇の省と都市が道路旅客輸送を停止し、一六の省が省をまたぐ旅客輸送を停止しています。二八の省では多くの都市が、完全または部分的に公共交通機関の運行を停止しています。昨日は黄岡市が、都市部の全世帯に外出禁止を命じ、必需品の買い物は一家族で一人、指定された人が二日に一回だけ行うようにという通知を出しました。ニュースや地方政府からひっきりなしに流れてくる最新情報によれば、多くの都市が、公共の場や公共交通機関でのマスク着用を義務づけたそうです。けれど小規模な都市では、マスクがあっという間に売り切れたところも多く（ネット通販でも売り切れです）、マスクの値段は最高二〇倍にまではね上がっています。つまり、貧しい人はマスク一枚手に入らない可能性が高いのです。そして仕事をやめることができないのもまた、貧しい人たちです。

昨日の午後七時三〇分、杭州市は中国の都市で初めて、七つの市街地区に住む市民全員にマスクを無料で配布しました。これは、誰もがわかっているのにあえて黙っていたマスク不足の問題を緩和するためで、一〇日ごとに市民一人につき五枚のマスクが予約できるオンラインシステムが作られました。けれど武漢でさえ、市民を支援するこのような政策は導入されておらず、マスクの入手はおおむね寄付や地域住民の自助努力に頼っているのが実情です。要するに、中国では多くの人がウイルスだけではなく、その結果生じる孤立や疑念、不安、ストレスに苦しみ、日常生活に必要な物資の不足や自由の制限、収入減に苦しんでいます。特に問題となっているのが収入です。中国は社会保障システムが脆弱ですし、アジア太平洋地域の途上国では労働者の六〇パーセントが非公式経済部門で働いていると言われています。そういう人たちは、雇用給付もなければ身分の保護もないため、今回のような危機では非常に弱い立場に立たされます。もしこのような事態が西側の国で起これば、人々は抗議の声をあげるでしょう。でも、中国で抗議の声があがらないからといって、私たちが保護を必要としていないわけではありません。むしろ現在の状態は、中国の人々が文化的、社会的に抑圧されていること、貧しい人たちの声が完全に抑え込まれ、忘れ去られていることを示しています。こんなことは絶対にあってはいけません。

このような危機的状況にあってもなお、裕福な人たちが（いつものように）特別に優遇されているのを見るのは本当につらいです。結局、自分の身を守る能力や資源を持たない人たちが、取り残されることになるのです。政府の政策が政治、経済、社会、国際関係に配慮したものであることはわかります。けれどこの未曾有の危機のなか、医療の平等は一顧だにされず、それに関しては学者たちも同じです。こんなことは間違っています。主要医学誌の論調は、もっと思いやりと配慮があるものにしてほしいです。ランセット誌さん、どうか何かしてください。どなたか、どうぞ何かしてください。中国政府が一番気にかけているのは自分たちの「面目」です。ですから、国際社会が声をあげてくれれば、中国政府も動くかもしれません……抑圧された人々、貧しい人々にとっては、それが一縷の望みです。どうぞ助けてください。こんなお願いをしても無駄かもしれません。でもそれでも、誰かが耳を貸してくれることを願い、ここに必死のお願いを書いた次第です。このメッセージが、あなたに届くことを祈っています。

武漢で実際に何があったのか、中国政府は世界にきちんと説明する義務がある。真相解明の手段は、国際調査でも、実情調査あるいは真実和解委員会の設立でも構わない。また私は、責任の追及や制裁を望んでいるわけでもない。ただ、何が起こったかが知りたいのだ。何かが起こったのは確かだ。それがきちんとわかれば、同じことが繰り返されるのを防ぐことができるはずだ。

だが同時に、私たちは中国の科学者や医療従事者たちに感謝しなければならない、ということも言っておきたい。彼らが、このパンデミックの正体を突き止めようと献身的に努力していたことは、私も個人的によく知っている。彼らは、もし世界に警鐘を鳴らすに足る証拠があれば、WHOに通報することが自分たちの務めだと信じている。私は中国の科学者や政策立案者とのやり取りのなかで、彼らの強い決意、すべてを共有し、無条件に協力してこの病に打ち勝とうとする彼らの決然たる姿勢を目の当たりにしてきた。

＊

この感染症の正体がわかり始めてからまだ日は浅く、不確実なことは無数にあるが、次の二つの結論を導き出せるだけの知識は得たと思う。

一つ目は、このウイルスの脅威はすべての人に平等に降りかかるわけではないということ。新型コロナウイルスには多くの有名人――歌手で女優のマリアンヌ・フェイスフル、トム・ハンクスとリタ・ウィルソン夫妻、俳優のイドリス・エルバ、ソフィー・トルドー、モナコのアルベール大公、イギリスのチャールズ皇太子――が感染し、世間の大きな注目を集めた。そのせいか、このウイルスの脅威はすべての人にとって平等だと思われがちだ。だが、それは誤りだ。新型コロナウイルスに感染しやすいのは圧倒的に、貧しく、社会的に立場が弱く、体調の優れない人たちだ。感染率は社会階層によって大きな偏りがあり、特に黒人をはじめとするマイノリティのコミュニティに大きな影を落としている。また、医療の最前線にいる人たちはとりわけ感染するリスクが高いうえ、個人の防護具が十分にないことも多い。COVID－19は、従来からの格差につけ込み、さらにその格差を悪化させているのだ。

二つ目は、社会にとってエッセンシャルワーカーが非常に重要な存在だということ。COVID－19が出現するまで、一般の人は「エッセンシャルワーカー」といってもピンとこなかっただろう。だが、今は違う。九月一一日の同時多発テロでは、最初に現場に急行した消防士や警察官、緊急医療担当者たちを指す「ファースト・レスポンダー（第一対応者）」が、テロ攻撃にさらされたアメリカの英雄の象徴となった。そして今回のコロナ危機では「エッセンシャルワーカー」が、社会の崩壊を食い止める英雄的行為の体現者となった。

エッセンシャルワーカーたち――医療従事者から食糧の供給継続を支えるスーパーマーケットの従業員、ごみ収集から公益企業の職員まで――が提供する必要不可欠なサービスは、この危機を耐える人々にとって強力な精神的支柱となった。彼らエッセンシャルワーカーがいたからこそ、それ以外の人々が家に閉じこもっていても国民生活は滞らずにすんだのだ。病人の命を救い、貧しい人や立場の弱い人たちの命を守ったのも、彼らエッセンシャルワーカーだ。見過ごされ、軽んじられることの多かった彼らの仕事こそが、社会の秩序と安全を保つ基盤だということを、今回、私たちは嫌というほど思い知った。彼らがいるおかげで、私たち生きていけるのだ。

第二章　なぜ、備えがなかったのか

災害が発生するタイミングに規則性などない、という現実を私たちは受け入れる必要がある。
ルーシー・ジョーンズ、『ザ・ビッグ・ワンズ』（二〇一八）

「私たちは、備えが不足していた」と、イアン・ボイドは二〇二〇年三月のネイチャー誌に書いている[1]。二〇一二年から二〇一九年までイギリス政府の主席科学顧問を務めていた彼がこの記事で語っているのは、インフルエンザ・パンデミックの「予行演習」に参加したときのことだ。この予行演習はインフルエンザで二〇万人が死亡したという想定で行われたが、彼は「あれは衝撃的だった」と回想している。国の疫病対策の弱点を洗い出したこの演習で、政府は何か学んだのだろうか。ボイドは恨めし気にこう続ける。「演習を通じて、取るべき対策はよくわかった。だが必ずしも、そこで学んだ教訓を政府が実行に移したとは言えない」

ここでボイドが言っているのは、インフルエンザのパンデミックが起こったという想定で二〇一六年一〇月に実施された「シグナス演習」のことだ。イギリス政府が発表している国家的危機リスト「ナショナル・リスク・レジスター」でトップにランキングされているのが、インフルエンザのパンデミックだ。つまりパンデミックは社会に最も深刻な非常事態をもたらすリスクとみなされているのだ。そしてこれは、ほぼすべての西側民主主義国にとっても同様だ。件のシグナス演習の結果はまさに厳しい警告を発していた。イギリスの備えは「深刻な感染症の流行によって生じる極端な負荷の増大に対応するには不十分」というものだったのだ。

今回、国家の失敗はときに、国際的な攻撃にすり替えられた。四月一四日、アメリカのドナルド・トランプ大統領はホワイトハウスで演説し「新型コロナウイルスの拡散における深刻な不手際と隠ぺいにWHOが果たした役割を調査するあいだ、WHOへの資金拠出を停止する」と指示したと語った。これは驚くべき主張だった。アメリカの大統領が「彼らの過ちのせいで、多くの人命が失われた」とWHOをほとんど人殺し呼ばわりしたのだ。WHOに対する彼の批判は非常に煽情的なもので、少々長くなるがここに引用しておく。彼のスピーチは、今回のパンデミックの歴史上、後世まで残るものになるはずだ。

WHOの決断のなかでも最も危険かつ大きな犠牲を招いたものの一つが、中国やその他の国からの渡航禁止に反対したことだ……WHOは渡航制限を批判したが、それは彼らが人命を救うことより政治的公正に重きを置いたからだ……WHOは情報の入手、検討、共有を、タイムリーかつ透明性のあるかたちで行わなかった。この基本的責務を果たさなかったWHOには、説明責任がある……WHOは、中国政府の公式説明とは矛盾する武漢からの報告を調査しなかった。二〇一九年十二月にはすでに、人から人への感染を疑う信頼性の高い情報が存在していた。その報告書を見たWHOは、ただちに調査に着手すべきだったのだ。

しかし一月の半ばになってもなお、WHOは人から人への感染は起こっていないと公の場で繰り返した。それとは正反対の報告や明確な証拠があったにもかかわらず、だ。WHOが緊急事態を宣言するのが遅れたせいで、貴重な時間が失われてしまった……今日に至るまで、ウイルスのサンプルを入手できずにいるWHOの無能さのおかげで、科学界は重要なデータを手に入れられずにいる……

もしWHOが医療の専門家を中国に派遣して現地の状況を客観的に評価し、中国政府の透明性の欠如を非難していれば、このアウトブレイクは発生源で封じ込められ、死者もごく少数ですんだはずだ。今と比べてごく、ごく少数ですんだはずだ。それをしていれば、何千人もの命が救われ、世界経済も被害を避けられたはずなのだ。だがWHOは中国の言葉を鵜呑みにし……中国政府の行動をかばうだけでなく、中国政府が言うところの透明性を称賛すらしたのだ。だが、私はそうは思わない。

WHOはウイルスに関する中国の誤った情報、すなわちこのウイルスは伝染しない、渡航禁止の必要などないという情報をそのまま世界に発信した……WHOが中国の情報を鵜呑みにしたがために、全世界の患者数が二〇倍、いやそれ以上に膨れ上がった可能性もある。ＷＨＯはこのような懸念に何一つ答えておらず、これまで彼らが犯した多くの過ちについてもきちんと説明せず、その過ちを認めてさえいない。

世界がパンデミックのただなかにいるときにＷＨＯへの資金拠出を削減する、というトランプ大統領の決断はまさに、人道に対する犯罪だと私は思う。私は大げさすぎるだろうか。いや、そんなことは断じてない。その理由はこうだ。ＷＨＯは世界の人々の健康と福祉を守るために存在している。いっぽう人道に対する犯罪とは、人に対する意図的かつ非人道的な攻撃のことだ。だから世界でも最も弱い立場にいる国々の国民を守ろうとＷＨＯが全力を尽くしている今、彼らを攻撃して弱体化させようとするトランプ大統領の行為は、明らかに人道に対する犯罪の基準を満たしていると言える。

＊

では、これまでに五〇〇万人を超える人々が感染し、三〇万を越える人命を奪ったこのパンデミックの責任は誰にあるのだろうか。中国か、各国の政府か、それともＷＨＯだろうか。その答えのいくつかは、二〇〇二―三年のSARSの流行で得た教訓を振り返れば明らかだ。

二〇〇二年後半、中国南部の広東省で新型のコロナウイルスが動物の宿主から人間に感染した。この感染はおそらく生きた動物を扱う市場、すなわち檻に入れられたさまざまな動物がと殺、解体され、生あるいは調理した状態で販売される市場で起こったと思われる。つねに人や動物でごった返しているこのような市場は恐ろしく不衛生で、ウイルスが動物から人間に感染する可能性も高い。このウイルスに最初に感染し、二〇〇二年一一月に発症したとされる人物――珍しいタイプの肺炎を発症した「初発症例」――は広東省仏山市の出身者だった。

一二月には流行の拡大が報告され、二〇〇三年一月、中国の科学者チームは、おそらく疾病の原因は新たなウイルスだろうと結論づけた。彼らは慎重な調査と報告が必要と要請したが、間の悪いことにその勧告は春節とぶつかってしまった。春節とは、中国では無視することも、ないがしろにすることもできない重要な行事だ。したがってその時期には中国政府の警戒がどうしても緩むうえ、膨大な数の国民が新年を祝うために帰省する。ウイルスにとってはまさに拡散する絶好のチャンスだ。そして案の定、ウイルスは拡散した。

一月三一日、この新しいウイルスに感染して体調を崩した患者が広州の病院に入院した。その後、この患者は別の二つの病院へ転院し、その間に約二〇〇人を感染させた。こうして感染者の数は雪だるま式に増えていき、ついにこのニュースはWHOの耳にも入ることとなった。WHOが詳しい説明を求めると、中国政府からは急性の呼吸器疾患が流行し、三〇五人が感染、五人が死亡したという返事が返ってきた。

香港もまた、この新しい疾患の大流行に襲われた。二〇〇三年二月、メトロポール・ホテルに宿泊した一二人がSARSに感染したのだ。彼らの感染源は、中国本土から香港を訪れていた医師だった。そしてこの一二人はウイルスを香港から母国——シンガポール、ベトナム、カナダ、アイルランド、そしてアメリカ——へ持ち帰った。この後、八〇〇〇件を上回る感染が世界中で報告されたが、そのほとんどはこの医師が香港のホテルに滞在したときに始まったものだった。さらに二〇〇三年三月、香港のアモイガーデン団地では三〇〇人を超える人々がSARSを発症した。

WHO事務局長で、元ノルウェー首相のグロ・ハーレム・ブルントラントの指揮の下、WHOは三月一二日、全世界に警告を発し、すでに感染者が出ていた各国は速やかに効果的な対策を実施した。各国の厳格な封じ込め対策により、SARSの流行は二〇〇三年五月に終息し、それ以降、このコロナウイルスは出現していない。

このときの流行は短く突発的で、世界に広がりはしたが、発生国はごく限られた国にとどまった。しかしその後の影響は甚大だった。まず、経済は測りしれない損害を被った。短期的な損害は八〇〇億ドルにも及んだとされ、中国と香港は特にその影響が大きかった。また、世界のヘルスセキュリティ（健康危機管理）への影響も大きく、保健の問題はもはやとるにたりない些細な政治課題などではなくなった。保健制度の強化は、国防問題になったのだ。

また、ＳＡＲＳのような疫病の場合、感染防止対策は病気の発生地だけでなく国際的にも講じる必要がある、という気づきも重要な教訓だった。猛烈な勢いで拡がるウイルスに場当たり的な対策は通用しない。対策は組織的に行わないと意味がないのだ。だが、ＳＡＲＳから得た最も衝撃的な教訓は、政治的教訓だった。

たしかに中国の対応はまずかった。公衆衛生や一次医療システムの脆弱さ、肥大化した権威主義の官僚制度、政界幹部への過剰な忖度、調整力の弱さ、証拠の隠滅、メディアへの弾圧、支援を要請することへのためらい、そして国内が動揺することへの恐怖。このどれもが、最適とは言えないＳＡＲＳ対応の一因となっていた。中国の役人たちは、ＷＨＯとの情報共有を頑として受け入れず、組織的に隠ぺいを行ったのだ。

四月一六日、ＷＨＯはＳＡＲＳの症例に関する「不適切な報告に強い懸念」を表明した。ＷＨＯが加盟国を非難することはめったにない。しかしブルントラント事務局長のいら立ちは高まっていたし、首相経験のある彼女は中国政府を非難することにもためらいがなかった。国家主席に就任したばかりの胡錦涛氏は、二〇〇三年四月二〇日までに衛生相と北京市の市長を解任。中国政府は「ＳＡＲＳとの国を挙げた戦い」を宣言し、今後二度とこのような恥さらしな真似はしないと誓った。

最終的に、世界規模のSARS対策は大成功を収め、WHOも七月にはSARS制圧を宣言することができた。二〇〇四年、あの高名なアメリカの医学研究所（IOM）は「SARSに対する公衆衛生対策は、その質、スピード、有効性とすべての点で過去のパンデミック対策をはるかに上まわった。これこそまさに、過去十年で公衆衛生界の世界的ネットワーキングが飛躍的に進んだ証だ」と総括している。[2]

だが、この達成感には警鐘も伴っていた。IOMは、SARSは「次なる新興感染症――自然発生したものであれ、意図的につくられたものであれ――を迎え撃つ堅固なシステムづくりへの投資を継続的に行う必要性を浮き彫りにした」と指摘。ブルントラント事務局長も、「今は警戒を緩めるときではありません。世界は今後もSARSの発生に警戒し続けなければいけません」と語っている。

SARS危機以後、ウイルスが引き起こす世界規模の人道的危機は、今そこにある危機となった。各国は引きつづきSARSウイルスの再出現に向けた防御態勢、というより次に訪れるパンデミックに向けた防御を固めるよう求められたのだ。最も重要なのは警戒心、すなわち危機に対してつねに高い意識を持ちつづけることだった。具体的には、流行を引き起こす病原体を特定し、診断用の検査を開発し、治療薬やワクチンを開発するための科学的な体制を整えておくということだ。また、公衆衛生分野で必要な対策も明らかだった。監視、早期の検知、ウイルスの分離、濃厚接触者の追跡、隔離、感染者の急増に対応できる医療体制とそのキャパシティの構築、そして国民への速やかな情報伝達だ。
今の時代、隔離といえばそれは社会的接触の削減を意味する。外出を控えて自宅で過ごし、大人数の集まりを中止し、公共交通機関を避け、公共の建物や職場を閉鎖するのだ。こういった対策は、市民の生活に厳しい制限をかけることになる。それを受け入れてもらうには、透明性のある情報を定期的かつ速やかに伝えることで市民の信頼を獲得し、職の安定と収入を保障する制度で市民の生活を守ることが重要だ。また、エッセンシャルワーカーたちのやる気を維持することも忘れてはいけない。さらに、ＳＡＲＳは「感染の封じ込めに、大規模な多国間協力を必要とした」という点で、公衆衛生史上の重大な転換点だった」と理解することも必要だ。[3]
実際、地政学的にもＳＡＲＳはまったく新たな時代の幕開けとなった。国際関係学および世界の保健法の専門家、デイヴィッド・フィドラーが言うように「公衆衛生の観点からも世界の政治環境はがらりと様変わりしていたが、そこに最初に登場した感染症がＳＡＲＳだった」のだ。[4] ＳＡＲＳの出現が「歴史的瞬間」と呼ばれるのは、コロナウイルスが「ウェストファリア体制後に初めて出現した病原体」だからだ。
一六四八年のウェストファリア条約は、三〇年戦争を終らせただけでなく、近代の国民国家誕生のきっかけにもなった条約だ。一六四八年から二〇〇二―三年まで、感染症――というよりすべての疾病――は概ね国内での封じ込めが可能で、三〇〇年を越えるその期間、国際関係は、国家主権、他国の内政への不介入、そして合意に基づく国際法、という三つの理念に基づいて形成されてきた。

フィドラーは、ウェストファリア体制下での各国の統治は横並びの状態だったと説明する。つまりどの国も、国同士の相互関係だけを考えていればよく、他国の政府が国民をどう扱おうが、そこに口をはさむことはなかったのだ。もちろん、専門委員会やWHOの年次総会で可決された決議に基づき、自国の疾病対策を他国と協力して強化するといったことはあった。しかしWHOのような非国家的主体や世界的組織の言うことに主権国家が従わなければならないといった事態は、SARS危機が訪れるまで一度もなかったのだ。

コペルニクスからダーウィン、そしてアインシュタインにいたるまで、科学は人間が世界の中心ではないことを示し、自分たちが一番偉いと思いあがっていた人間に冷や水を浴びせてきたが、それと同様にパンデミックもそれまでの政府の万能感に冷や水を浴びせた。国民国家は自身の権力や権威を徐々に抑制せざるを得なくなったのだ。

世界にとって真の脅威となった点で、HIVと同様に特異な病原体であるSARSは、世界中に公衆衛生の緊急事態をもたらした。SARSは、ウェストファリア条約が結ばれて以降、初めて訪れた公衆衛生の新時代――国境や国家主権を越えて公衆衛生対策が行われる時代――の幕を開けたのだ。そしてその新時代の幕開けは「公衆衛生および国際関係の歴史に残る世界的なSARS撲滅運動の大勝利」という華々しいものだった。

SARS危機以後、世界で大流行した人獣共通感染症はさらに二つある。一つは二〇一三年のエボラウイルス病だ。各国政府や国際機関のエボラ対策は手ぬるいものだったが、彼らは恥ずかしげもなくその対策に胸を張った。その一年前には、もう一つのコロナウイルス――中東呼吸器症候群（MERS）を引き起こすウイルス――がサウジアラビアに出現し、カタールをはじめとするいくつかのアラブ諸国に広がった。さいわい人から人への感染リスクは低かったため、MERSはSARSやエボラのような世界的な脅威にはならなかった。

だが、ジカウイルス感染症はそうはいかなかった。ジカウイルスを保有するネッタイシマカに刺されることで感染するこの感染症の流行は二〇一五年の初めに始まり、五〇万人以上が感染した。その症例の大半はブラジル、コロンビア、ベネズエラ、マルティニク、ホンジュラスで報告されている。二〇一六年二月、WHOはジカウイルス感染症の流行を受け、公衆衛生上の緊急事態（PHEIC）を宣言した。流行は二〇一六年一一月に終息したが、ジカウイルス感染症はウイルスが妊婦から胎児に感染し、小頭症をはじめとするさまざまな先天異常を引き起こすという悲劇をもたらした。

西アフリカのエボラウイルス病やジカウイルス感染症の流行は二〇一六年に終息したが、当時から、新興感染症のパンデミックに備えた準備の強化は喫緊の課題であり、それを裏付けるエビデンスはいくらでもあった。しかしＷＨＯが言うように、新興感染症の流行を予防したり、対策を講じたりできる公衆衛生能力を持つ国は世界の国々の半分にも満たない。[5] そしてリスクに対する世界的な備えや防御に穴が一つでもあれば、それは全世界に危険をもたらすことになる。

　ＷＨＯは「多くの国が、自国の準備態勢の維持や構築に苦労しているが、その理由は主に財源不足と問題の優先順位の低さ、そして医療従事者の高離職率だ……公衆衛生の緊急事態を予防し、管理できる体制を整えるための緊急対策が必要だ」と警告した。しかしこのような財源不足に取り組んだ国も、優先順位の低さに対応した国もほとんどなかった。財源に余裕のあった国――たとえばイタリア――でさえ、今回のＣＯＶＩＤ－19の大流行にあっという間に飲み込まれてしまったのだ。パンデミックの脅威にうまく対応できなかった理由には、ロックダウンがもたらす経済的影響を恐れたこともあるだろう。ミラノ市長のジュゼッペ・サラが経済活動への強い意欲を示し「ミラノは立ち止まらない」と明言したことにも、それはよく表れている。

　しかし、ヨーロッパや北米諸国が油断しきっていた最大の原因は、政治指導者たちが危機を軽視していたことにある。名前を聞いたことさえない中国の一都市で発生したウイルスが、自国にこれほど悲惨な状況をもたらすなどという事態を、彼らは想像すらしていなかったのだ。流行性感染症は壊滅的な被害をもたらす可能性がある、とあらゆるエビデンスが物語っていたにもかかわらず、彼らの脳裏にこのリスクはちらりともよぎらなかったのだ。

それはまさに政府の恥ずべき失態だった。政治指導者のなかには、この失敗を受け入れ、非を認めている者もいる。フランスのマクロン大統領は二〇二〇年四月一三日「私たちは備えていただろうか。明らかに備えは万全ではなかった」と語っている。

政治家たちの警戒心の欠如は、二〇〇七―八年の世界的金融危機とその後一〇年続いた緊縮財政によりいっそう悪化した。金融危機後に続いた大不況は、一九三〇年代の大恐慌以来もっとも深刻な経済低迷の一つとなり、緊縮政策をとった各国政府は予算を大幅に削減したが、社会支出の予算カットで犠牲になる部門はつねに保健部門だった。

二〇一〇年以降、イギリスの国民保健サービス（ＮＨＳ）の支出の伸びは前代未聞の低下を示したが、患者の医療ニーズは増加の一途をたどった。またイギリスの公衆衛生システムの予算は、二〇一五年より、一〇億ポンドも削減され、さらには、地域社会を感染症から守るのに不可欠な地域の公衆衛生インフラも解体されてしまった。

このような保健医療費の伸び率低下は、ヨーロッパ諸国の大半が経験していた。公共医療サービスはつねに人手不足と資金不足に喘ぎ、ぎりぎりの状態にあったが、特に患者が増える冬季はひどかった。そのせいでＣＯＶＩＤ－19が出現するまでの一〇年間、医療制度は人口増加や社会の高齢化、疾病パターンの変化、新しく高価な治療に対応することができずにいたのだ。

ＣＯＶＩＤ－19がアメリカ社会にもたらした破壊的な影響の責任を、トランプ大統領はＷＨＯや中国になすりつけようとしているが、実際のところアメリカでの感染拡大を招いた原因は、公的医療制度の備えがお粗末だったことのほうが大きい。そもそもアメリカの公衆衛生局は国レベルでも、州や地方自治体レベルでも慢性的に資金不足に陥っている。さらにトランプ政権が、アメリカ疾病管理予防センター（CDC）を予算削減の標的にしたため、センターの予算は大幅にカットされ、中国を含む全世界の防疫の取り組みも縮小されてしまった。そのうえホワイトハウスで世界健康安全保障および生物テロを担当していたディレクター職は、二〇一九年に当時の国家安全保障担当補佐官だったジョン・ボルトンによって廃止され、世界の脅威となるパンデミックを特定し、警鐘を鳴らす存在もいなくなってしまった。新型コロナウイルスの出現に、アメリカがあきれるほど無防備だった理由のほとんどは、それまでの自国の行いによるものだった。

国や世界の医療保障に対する投資を拒むこのような動きは、これよりさらに大きなトレンドを反映している。そのトレンドとは、国家間の相互依存と連帯を重んじ、国家間や国民間の協力も重んじるグローバリズムに対して政界全般が抱いている嫌悪感だ。一〇年にわたる緊縮財政は、政治家や有権者たちを内向きにする状況を作り上げてしまった。自国の苦境に対応することは悪いことではないが、そこにはもっと大きなイデオロギーが働いていたのだ。

アメリカのドナルド・トランプ、イギリスのEU離脱、ブラジルのジャイール・ボルソナロ大統領、インドのナレンドラ・モディ首相、イタリアの反既成勢力政党〈五つ星運動〉。こういった政治的転換が象徴するのはこれまでの世界との決別だった。グローバルな金融危機が訪れる前の世界、すなわち世界が直面する喫緊の課題を解決するには大きな国際協調が必要だという信念に基づき政治的協力を推し進めていた世界からの決別だったのだ。

二〇一八年の国連総会で演説したトランプ大統領は「我々はグローバリズムの思想を退け、愛国主義に基づいて行動する」とぶちあげ、「未来をつかむのはグローバリストではなく、愛国者だ」と語った。しかし彼が語る狭義の愛国主義は一つ大事なことを見落としている。ウイルスに国籍はない、という事実だ。

こうしてグローバリズムに背を向けた結果、新型コロナウイルスが出現しても世界にリーダーはおらず、各国が協力する意志もなくなっていた。世界は今、グローバルな協調なしには対応できない大変な事態に直面している、と自覚する能力さえないのだ。あるのは不注意と他国への対抗意識、そして非難だけだ。

＊

この脆弱で機能不全に陥った「国際社会」は、ＷＨＯが「インフォデミック」と呼ぶ二つ目の疫病に対する備えもできていなかった。インフォデミックとは、真実と嘘が入り混じった玉石混合の情報が氾濫することで、これは信頼できる効果的な感染症対策の大きな妨げになる。いったん膨大な量の主張と反論の嵐に巻き込まれれば、いったい何を信じていいかわからなくなるからだ。

新型コロナウイルスに関しては流行当初から、ひどい誤情報がいくつも出ていたが、そのような誤情報は次の四つのカテゴリーに分けられる。一つ目は病気の原因に関する誤情報だ。たとえばこのウイルスは、生きた動物を売買する武漢の市場で発生した人獣共通感染症として出現した、という見解を否定する説がいくつか現れた。なかでももっとも陰謀論めいていたのが、このウイルスは武漢の生物兵器製造施設で生成され、流出したという説だった。トランプ大統領は四月、「さまざまな話を聞いている……まあ、そのうちわかるだろう」と、いかにもこの説に信ぴょう性があるかのような発言をした。しかしこのような言説は、人々の関心を生きた動物を扱う市場の危険性からそらすことになり、市場を封鎖する圧力を弱めるという弊害しか生まない。もう一つの説は、新たな通信技術5Gが人間の免疫系を損ない、それが深刻なCOVID－19を引き起こしているというものだ。その結果、5G用のアンテナ塔が襲撃され、焼き払われるという事件も起きた。5Gの信号が人間の身体にとってリスクになることはないとWHOは声明を出したが、いまだにこの5G原因説は世の中にはびこっている。

誤情報の二つ目は、COVID－19の症状と、ウイルスの感染方法に関するものだ。インドでは、ヒンズー教徒コミュニティにウイルスを蔓延させようと、イスラム教徒たちがウイルスをばらまいているというデマをヒンズー教徒の民族主義者の一部が盛んに主張している。彼らは「コロナ・テロリズム」や「コロナ・ジハード」といった言葉を使い、イスラム教徒への差別や嫌がらせ、暴力をあおっているのだ。また中国人も、あからさまな人種差別や排外主義的言動による嫌がらせを受けており、新型コロナウイルスを「武漢ウイルス」や「中国の疫病」と呼ぶトランプ大統領の態度は、そういった風潮に拍車をかけている。

誤情報の三つ目のカテゴリーはCOVID－19の治療に関連するもので、この病気の検査や治療に関しては今も、ビタミンCが効くとか、コカイン、マリファナ、コロイダル・シルバーが効くなど、何百もの誤った情報が飛び交っている。そして四つ目の誤情報は、このパンデミックに対する保健当局の取り組み自体を疑問視するデマだ。大々的に広まっているのが、COVID－19の危険性はメディアのでっちあげで、実際には通常のインフルエンザと大して変わらないというものだ。もちろん、これはまったくの大嘘だ。

インフォデミックの影響を心配したWHOはその影響を抑えようと、感染症のための情報ネットワーク（EPI－WIN）を立ち上げた。

しかしもっと悪質なのが、COVID－19にまつわる誤った思い込みを伝播させる偽情報だ。誤情報の一種である偽情報は、あえて人をだますことを目的とした情報で、そのような偽情報を広める人々の狙いは、社会の軋轢を拡大することにある。欧州対外行動局は、ヨーロッパや欧州連合

（ＥＵ）を標的にした偽情報例をいくつも記録として残しているが多くの場合、こういった偽情報攻撃の目的は、ＥＵの危機対応策の信頼性を毀損したり、ＥＵは加盟国を支援していない、中国など他国のほうがＥＵよりもヨーロッパを助けていると示唆したりすることにある。拡散されているそのような誤った情報は極めて典型的で、欧州対外行動局はこれを親ロシア派のプロパガンダとし、「分断を広げ、不信と混乱の種をまき、危機的状況や人々の不安を悪化させることが目的」だとしている。

世界に新型コロナウイルスやＣＯＶＩＤ－19への備えがなかった理由には、さらにいくつか、おぞましく屈折したものもあり、それについてはこのあとに続く三つの章で論じたいと思う。全体として言えばこのような意思決定上の欠陥は、科学を基盤とした現代社会の驚くばかりの脆弱性の表れだが、それだけでなくもっと悪いものすなわち、西側民主主義のメカニズムに潜在する本質的な欠陥、民主主義の存在そのものを脅かす欠陥の表れでもある。

第三章　科学——成功と失敗のパラドックス

歴史に名が残る主な疫病による死者の数はまさに膨大で、戦闘による死者数すべてを合わせたとしても、その足元にも及ばない。

ロイ・M・アンダーソン、ロバート・M・メイ
『人間の感染症』（一九九一）

今回、COVID－19のパンデミック対策を講じるにあたり、その指針となる信頼性の高い情報基盤づくりに最も貢献したのが世界の科学界だった。それにもかかわらず多くの国で、COVID－19の科学政策は稀代の大失敗となってしまった。いったい、どこで何を間違えたのだろうか。何が悪かったかについて語る前にまずは成功した点を認め、喝采を送るべきだろう。過去にSARS対策で失敗し、世界中から非難を浴びた中国の指導者たちは、自国の大学、特に科学、技術、医学分野の研究に大規模な投資を行った。だから今回、新型ウイルスが発見されたときも、いざというとき即座に対応する体制が整っていた中国の科学者たちは、すぐに対応策を講じることができたのだ。

中国は一月二四日、COVID－19の最初の四一症例について、《ランセット》誌で報告した。中国の研究チームを率いていたのは、北京の中日友好医院、呼吸器・救命医療部門の曹彬《そうひん》教授だ。彼はただちに武漢と北京の研究グループを集めてチームを組み、初期の患者グループの疫学、臨床、検査、放射線のデータを論文にまとめたのだった。[1]

曹彬たちが報告したCOVID－19の症状と兆候は世界初のもので、原因不明の肺炎患者に困惑していた世界中の医師にとって非常に貴重な情報となった。また、この謎の病気を発症した患者と野生動物が売買される武漢の海鮮市場との関係に気づいたのも彼らだった。さらに曹彬のグループは、患者の三分の一に集中治療が必要になったことと、その経過も報告。発症からICUに運び込まれるまでの平均日数（一〇・五日）や、患者の血液データに心臓や腎臓、肝臓の深刻な損傷を示す所見が多いことも明らかにした。どの患者の胸部CTスキャン画像にも異常が認められたが、なかでも気がかりだったのは「サイトカインストーム」を引き起こすサイトカインの値の高さだった。中国チームはまた、侵襲的人工呼吸器や体外式膜型人工肺（肺が十分機能しなくなったときに血液に酸素を送り込む特殊な装置、いわゆるエクモ）が必要になる患者の症例や、入院患者の一五パーセントが死亡した経過についても報告した。

今回のこの見事な対応と、二〇〇二―三年のSARS危機の際の残念な対応の違いを見れば、わずか二〇年のあいだにこの国ですばらしい科学的ルネサンスが起こったことは明らかだった。曹彬のチームは、単に流行初期の患者のデータを集めただけではなく、その研究結果を英語の論文にまとめ、検閲を経ることなく外国の医学雑誌に発表し、世界に向けてその情報を発信したのだ。それも新たな疾患が最初に報告されてから数週間も経たないうちにだ。過去二〇年で中国に起こった文化的、科学的変化は、まさに途方もないものだった。

また中国では、ほかの科学者チームがさらに画期的な発見を行っていた。香港の臨床医たちは深圳の医師たちとともに、新型コロナウイルスが人から人へ感染することを確認。[2] 一月二九日には、中国のCDCである中国疾病預防控制中心の高福《こうふく》主任率いる大規模チームが、この新たなウイルスのゲノム配列を発表した。[3] さらに伝染病の疫学・予防の分野でWHOの協力センターに指定されているガブリエル・レオンの研究グループは、このウイルスがパンデミックとなる可能性に関し詳細な論文を発表した。[4]

いくつかの臨床的疑問については早急な解決が急務だったが、ここでも中国の臨床医や科学者たちの動きは速かった。ジカウイルス感染症は胎児に大きな影響を与えたため、コロナウイルスについても母子感染の可能性は一刻も早く突き止める必要があった。武漢と北京の共同チームは、COVID－19に感染した九人の妊婦の羊水や臍帯血、母乳、新生児の咽喉ぬぐい液を調べて新型コロナウイルスの有無を確認し、子宮内の垂直感染のエビデンスを評価した。[5] その後、九人の妊婦は全員、帝王切開で無事出産し、九人の新生児は全員が健やかに誕生。ウイルス感染はゼロだった。検査で採取した検体もすべて陰性だったため、調査を行った陳慧君《フィジュンチュン》たちのグループは、ウイルスが母親から胎児に感染することを示すエビデンスはない、という予備的ではあるが心強い結論を下した。

　また、ＣＯＶＩＤ－19がどの程度深刻な病気なのかも大きな懸念事項だった。最初の四一人の患者については、その三分の一にＩＣＵでの治療が必要となり、八人に一人が死亡したと報告されていた。一月二九日に発表された九九人の患者に関する報告書では、入院患者の死亡率は一一パーセントだった[6]。しかし病気の深刻度に関しては、もっと詳しい情報が必要だった。それがはっきりしないと、他の国々がこの新たな感染症をどの程度警戒するべきかわからないからだ。

　初期の報告書には、医療機関は集中治療施設の規模を拡大し、個人用防護具の備蓄を強化すること、そして、死亡率が上昇する可能性に備えておくことが重要と記されていた。その報告書を書いたのは、ＣＯＶＩＤ－19の患者を治療する拠点病院に指定された武漢市金銀潭病院の尚遊《シャンユウ》副主任率いる医師団だ。入院患者たちの記録を精査した彼らは、ＣＯＶＩＤ－19の感染が確認された二〇一人の患者のうち五五人（二七パーセント）が重症化し、ＩＣＵでの治療が必要になったことを突き止めていた[7]。二月二一日、彼らは報告書に「新型コロナウイルス感染症の流行時、重症患者数はＩＣＵのキャパシティを上回った。そのため金銀潭病院では臨時のＩＣＵが二つ、緊急に設置された」と書いている。だが、その後の記録は衝撃的で、なんとＩＣＵに収容された患者の六二パーセントが死亡していた。死亡した患者たちは高齢（平均年齢は六五歳）で、多臓器不全を起こしており、尚遊副主任は「新型コロナウイルスに感染して重症化した患者の死亡率は非常に高い……新型コロナウイルスによる重症肺炎は病院の救命救急診療、特に人員や資源が十分とは言えない救命救急診療に大きな負担をかける」と報告している。

二月一六日から二四日にかけて中国を訪れたWHOのチームは、新型コロナウイルスへの中国の対応について評価をし、まだ感染者が確認されていない国々へ提言を行った。[8] WHOのチームは次のように述べている。

未知のウイルスの出現に直面した中国は、おそらく歴史上もっとも野心的かつ迅速、そして積極的な感染症の封じ込め対策を行った……中国がこのような封じ込め対策を広範かつ徹底的に実施できたのは、中国の人々が、国民共通の脅威と戦うには集団行動が最も効果的だと確信していたからに他ならない……この新たな呼吸器病原体の急速な拡大を封じ込めるためにとった中国の大胆なアプローチのおかげで、急激に重症化し、命をも奪うこの感染症の拡大は収まったのだ。

この成功に大きく貢献したのが「ウイルスのゲノミクスや抗ウイルス薬、伝統的漢方医学、臨床試験、ワクチン、診断法や動物モデルに関する一連の緊急研究プログラム」だった。新たなウイルスについての知見を少しでも早く得ようとする姿勢があったからこそ、中国はこの疫病を封じ込め、コントロールし、収束させることができたのだ。

　しかし武漢は中国の交通の要衝だったため、ウイルスはここから世界中に広がった。感染者が出たという報告が、ネパール[9]やカナダ[10]、イタリア[11]、アメリカ[12]、シンガポール[13]の医師たちから続々と出はじめたが、特にイタリアの例は、国の内外で有効な対策を講じるのに、科学がいかに重要な役割を果たすかをよく物語っている。

　イタリアで感染が異常な勢いで拡大していることが次第に明らかになりはじめた二月、ベルガモにあるマリオネグリ薬理学研究所の所長、ジュゼッペ・レムッツィは、自身の病院に集中治療や人工呼吸器を必要とする患者があふれているのに気がついた。その様子を見た彼は、これは人道的危機へと発展するのではと予感したという。結局、三月初めまでにイタリア国内、特に北部のロンバルディア地方では一万二〇〇〇人が感染し、八二七人が死亡した。死者の平均年齢は八一歳。そのうちの三分の二以上に糖尿病や癌、心臓病の病歴があった。もしCOVID－19がこのまま国中に蔓延して大量の患者が出れば、イタリアの病院にはそれに対応する能力がない。レムッツィの研究所は、三月一五日までに三万人を超えるイタリア人が感染するという予測を出した[14]。

　イタリアは今や「手に負えないレベル」の危機的状況、「壊滅的な結果」を招く危機的状況に直面しているというのがレムッツィの結論だった。その後、中国の湖北省を圧倒したあの大流行にロンバルディア地方も巻き込まれるというレムッツィの予想は的中し、彼が最も恐れていた事態は現実のものとなった。これを書いている時点で、ＣＯＶＩＤ－19によるイタリアの死者数はアメリカ、イギリスに次ぐ世界三位となっている。

アメリカでのＣＯＶＩＤ－19の状況は、今回のパンデミックにおける最も奇妙なパラドックスの一つだ。世界広しといえど、アメリカほど科学的スキルや専門知識、生産能力が集中している国は他にない。アメリカは文句なしに世界一の科学大国、いや科学超大国だ。だがこの科学大国でさえ、その専門知識を感染症対策の方針や政策にうまく活かすことはできなかった。アメリカではなんと三カ月間にＣＯＶＩＤ－19で死亡した人の数が、ベトナム戦争全体で死亡したアメリカ人の数を上回ったのだ（ベトナムでは、一九五五年から一九七五年の間に合計五万八三一八人のアメリカ人兵士が戦死したが、二〇二〇年四月二八日現在、アメリカでＣＯＶＩＤ－19により死亡した人数はそれを上回っている）。

アメリカのＣＯＶＩＤ－19の患者第一号は、一月二一日に報告されたワシントン州の青年で、彼はその一週間前の一月一五日に武漢から帰国したばかりだった。国立予防接種・呼吸器疾患センターのナンシー・メッソニエ所長はこのニュースについて「懸念している」と語っている。

中国で起こっている事態について、トランプ大統領は一月二四日にツイッターで「そのうちうまく収まるだろう」とつぶやいた。長年にわたり国立アレルギー感染症研究所の所長を務めるアンソニー・ファウチ博士も「アメリカ国民へのリスクは低く、そう心配する必要はない」と語っていた。

しかし一月三〇日までに、アメリカ疾病対策センターは夫が武漢に滞在していた女性がCOVID－19に感染したとして、国内初のヒト－ヒト感染を報告した。それでも依然として政府は、アメリカ国民の感染リスクは「低い」と言いつづけた。

だがWHOがPHEICを宣言した翌日の一月三一日になると、トランプ大統領も新型コロナウイルスを公衆衛生上の緊急事態と呼ぶようになった。渡航禁止措置も導入されたが、それでも政府はまだ、事態の緊急性を把握できていなかった。二月一二日までにはアメリカでも最初のCOVID－19の死亡者が発生。二月二一日、メッソニエはついにアメリカ国内で感染拡大が起こる「可能性は大いにある」と認めた。そして二月の末、その可能性は現実のものとなり、トランプ大統領はマイク・ペンス副大統領をCOVID－19対策の責任者に指名した。

ペンス副大統領とファウチ博士は、検査の実施と陽性者の隔離を国の基本戦略にすることで合意した。しかし三月、ファウチ博士が言うように、アメリカの医療システムは「それができる体制にない」ことが明らかになり、三月の末になるころは、ウイルス封じ込め対策に目立った成果は見られなくなった。

そしてアメリカは、地球上もっとも感染者の多い国になってしまった。ソーシャル・ディスタンシングや大人数の集まりを避けることは、トランプ政権も認める政策となったが、それでもなお感染は拡大を続け、死者数も増加。さらに経済の破綻によって失業率も上昇していった。五月、アメリカ財務省は、議会が可決したコロナウイルス対策法案の危機対策費用として三兆ドルという過去最大の借り入れを行うと発表した。

武漢は、一月二三日という早い時期からロックダウンを開始した。ウイルス感染の連鎖を断ち切るこのような徹底的な取り組みにより、中国は四月八日に規制解除を開始できるまでになった。一方、アメリカではそのころ、ペンス副大統領が指名したホワイトハウスのコロナウイルス対策タスクフォース調整官、デボラ・バークスが、アメリカの流行はピークに達したと発表。四月一一日までに、アメリカのCOVID－19の死者数はイタリアを上回った。感染はすでにすべての州に拡大し、経済はさらに悪化。外出禁止令に対する抗議行動が各地で起こり、トランプ大統領は攻撃の矛先を中国とWHOに向けた。四月一四日、彼はWHOへの資金拠出を停止すると発表し、ウイルスに関する重要な情報を隠ぺいしたとして中国を非難した。

イギリスの状況もアメリカに負けず劣らずひどいものだった。一月の最終週からの七週間、イギリス政府はCOVID－19の深刻さに気づかなかったのだ。本来なら二月と三月には閣僚たちが、危険な新型ウイルスの襲来に備えて国の守りを固めるべきだった。だがその期間のほとんどを、イギリスは無駄にしてしまったのだ。その理由はわからない。どうしたわけか、イギリス政府の医療顧問も科学顧問も、中国からの警告をまったく取りあわなかったのだ。

ボリス・ジョンソンは、「EU離脱を完了する」と公約して、二〇一九年一二月一三日に総選挙を勝利し、イギリスがＥＵを離脱した一月三一日を「国の再生と変革」を象徴する日と呼んだ。そしてＷＨＯがＰＨＥＩＣを宣言して一カ月と経たない二月二六日、ジョンソン首相は外交政策、国防、安全保障、国際開発に関する総合的なレビューを発表した。このとき彼は、このレビューは冷戦時代以来最大規模のものになると言い、「われわれが直面する脅威の変質」について語ったが、新型のコロナウイルスがイギリス中に広がっていることにはいっさい触れなかった。ＥＵ離脱の影響が、イギリスの独自路線スタイルを招いたのだろうか。

三月二日、ジョンソン首相は国家的危機が生じた際にその対処を話し合う緊急治安閣僚会議、通称ＣＯＢＲＡを招集した。この会議を終えた彼は、ＣＯＶＩＤ－19が「重要課題」であることを認め、「だが我々には十分な備えがある」と語っている。ジョンソン首相はこのとき、イギリスはまったく備えができていないと断じた二〇一六年のシグナス演習のことを知らなかったのだろうか。もし知っていたなら、彼は国民に嘘をついたことになるし、もし知らなかったのなら〝公職者による不当行為の〟罪を犯したことになる。ここで重要なのは、ナショナル・リスク・アセスメントでトップに位置付けられているのが、パンデミックのリスクだという点だ。ナショナル・リスク・アセスメントとは、イギリスに対する重大な潜在的リスクについて政府が下した公式評価だ。首相であれば当然、最も重大な非常事態に対する自国の対応能力は理解しているべきだろう。

だがジョンソン首相がやったことと言えば、手洗いの奨励だけだった。それどころか三月三日になってもまだ、イギリスには「十分な備えがある」と言い張っていたのだ。

三月五日、イギリスで八五人のＣＯＶＩＤ－19患者が確認されたときも、ジョンソン首相は全国放送のテレビに出演し、ウイルスの脅威を軽視する態度をとりつづけた。彼は、イギリス最大の民間放送局ＩＴＶの番組「ディス・モーニング」で、「まあ、厳格な措置をあれこれとらなくても、苦痛にじっと耐えながらこの病気が広がるに任せるという手もある。国としてはバランスが大切だ」と語っている。このころの彼は、人に会えば必ず握手をし、それを後から自慢するという態度で、感染リスクを軽視する姿勢を国民に見せつけた。

しかし三月七日、政府は国民に、症状があれば自主隔離をするよう呼びかけはじめた。いっぽう閣僚たちは、どうすべきか態度を決めかねているようだった。この疫病が国中に広がるのを許す――「苦痛にじっと耐える」――のか、それとももっと何かするべきなのか迷っていたのだ。三月十二日までに政府は、検査をし、濃厚接触者を追跡し、隔離する、というそれまでの政策を停止したが、のちにこの判断は間違いだったと批判されることになる。なぜかはわからないが、イギリス政府は何もせず、ただ成り行きを見守っていた。

閣僚に助言していた科学者たちは、この新たなウイルスはインフルエンザと同じように対処すればいいと考えていたらしい。政府の科学諮問グループの一員であるグレアム・メドリーはこちらが拍子抜けするほど屈託がなかった。彼は、ＢＢＣのテレビ番組「ニュースナイト」のインタビューでイギリスが当初とっていた対応姿勢――「集団免疫」をつけるために、コントロールしながら大勢の人をウイルスに感染させる――を説明し、なんと理想は「国民の大半に免疫がある状態です。ワクチンが存在しない今の段階でそのような状況を作るには、大多数の国民が感染するしかありません」と言ったのだ。メドレーはこの病気を「いい感じに大流行する感染症」にすべきだと主張し、「私たちがこれからやろうとしているのは」、「集団免疫を首尾よく獲得し、重症化リスクが高い人たちのウイルスへの曝露を最低限に抑えること」だと語っている。さらに政府の主席科学顧問、サー・パトリック・ヴァランスも、目標はイギリス国民全体の六〇パーセントの感染だと述べていた。

三月に入り、閣僚たちの不安は徐々に高まっていたが、それでもまだ決定的な行動には出られずにいた。断続的に感染予防の政策決定が行われていたのは、政府内で混乱と恐怖が広がっていたせいだろう。三月一六日、政府は国民に不要不急の旅行を避けるよう呼びかけた。三月一八日、学校は一斉休校となり、三月二〇日、娯楽施設やバー、レストランは閉鎖された。それでも「外出制限命令」は三月二三日まで発令されなかった。こうしてイギリスは貴重な時間を失ったのだ。

不思議なのは、「成り行きを見守る」アプローチがどんな結果を招くかは最初からわかっていたはずなのに、三月にインペリアル・カレッジ・ロンドンの科学者たちが予測を出すまで誰も何も言わなかったことだ。そんなことは、算数ができれば誰だってわかることだった。イギリスの人口約六六〇〇万人の六〇パーセントが死亡率一パーセントの感染症に感染すれば、さてどうなるか。そう、死者数はほぼ四〇万人だ。「しっかり感染して」集団免疫を獲得するという戦略によって生まれる重症患者の大波は、またたくまにNHSを飲み込んでしまうだろう。そして、イタリアと同じ惨状が繰り返されるのだ。そんなことは一月に中国が、COVID-19は致死の病だと報告してきたときからイギリスの科学者たちはわかっていたはずだ。しかし彼らもまた何も対策を講じず、対策を考えはじめたときはもう遅かった。

レムッツィはヨーロッパ諸国にもちゃんと警告を出していた。ロンバルディアでの体験を語り「他のヨーロッパの国々も私たちと同じぐらい多くの感染者と集中治療室のニーズに直面するはずで、この教訓は彼らにも当てはまる」と記している。それでもなおイギリスは、特段の対策も取ることなくCOVID-19の拡大を促す戦略を続けたのだ。情報がなかったなどという言い訳はきかないし、あのときはまだ、こんなことになるとわからなかった、という言い訳もきかない。一九九四年、ローリー・ギャレットは著書『カミング・プレイグ（*Coming Plague*）』で次のように書いている。

人類が次に訪れる感染症を回避し、感染症の惨禍を生き延びたいのであれば、地球の生態系に占める自らの位置について考え直す必要がある。人間社会のグローバル化が急速に進めば、人は地球上のどこにいても、自分がいる地域、地方、国または領域全体を、自らの生態圏とみなすようになる。いっぽう病原体やその媒介生物には、人間が作った人工的な境界などまったく無関係だ……戦いは微生物の世界ではひっきりなしに起きているのだ……私たちに残された時間は少ない。[15]

もし、ギャレットのこの言葉が大げさすぎると思うなら、米国医学研究所が二〇〇四年に発表したもう少し冷静な分析を見るといい。彼らは、二〇〇三年のSARSの流行で得た教訓について「知っているだけでは不十分だ、その知識を利用しなければいけない。やる気だけでは不十分だ、それを実行しないといけない」とゲーテの言葉を引用して語っている。そして「SARSの速やかな抑制は、公衆衛生対策が成功した証にほかならないが、それと同時にこれは警告でもある……もしSARSの流行が再び起こったら……世界の医療システムには大変な負担がかかることになる……とにかく警戒を続けることが肝心だ」と締めくくっている。[16]だが世界は、この警告に耳を貸そうとしなかった。

近年発生した感染症、たとえば一九九四年のヘンドラウイルス感染症や一九九八年のニパウイルス感染症、二〇〇三年のSARS、二〇一二年のMERS、二〇一四年のエボラウイルス病について考えてみてほしい。このような動物宿主由来のウイルス感染症が人間のあいだで大流行したことは、一つの兆候だった。だが私たちは、その兆候を見逃してしまった。とはいえそれもまた、驚くにはあたらないのかもしれない。私たちにはみな確証バイアス、すなわち自分の考えや、これまで世界に起こってきた事象と異なる情報を無視するという傾向がある。そもそもパンデミックを経験したことがある人など、いったい何人いるだろうか。大惨事は、人の記憶があてにならないことを浮き彫りにする。いつ来るともわからない稀有な事象に対して、いったいどう備えろというのか。そしてそのために払う犠牲はあまりにも大きくないだろうか。だが地震学者のルーシー・ジョーンズが著書『ザ・ビッグ・ワンズ（*The Big Ones*）』（二〇一八）で論じたように「自然災害は避けられない、けれど大惨事は避けることができる」のだ。[17]

リスクはそのレベルを計測することも、数値化することもできる。ローリー・ギャレットや米国医学研究所が明確に示したように、一九八〇年代にＨＩＶ、すなわちエイズウイルスが出現したときから、新たな伝染病の危険性については誰もがよくわかっていた。ちなみにＨＩＶについて説明すると、このウイルスが登場して以来、世界では七五〇〇万人がＨＩＶウイルスに感染し、三二〇〇万人が命を落とした。感染拡大のスピードは、新型コロナウイルスほどではないが、それでもＨＩＶは依然として社会に大きな影を落とし続けている。これを教訓に、各国政府は新たなウイルス病の脅威にも備えておくべきだったのだ。

危機に直面すれば当然、一般の人も政治家も専門家に意見を求める。だが今回、専門家たち――

今後、起こりそうな状況をモデル化し、シミュレーションした科学者たち――の想定は大きくはずれてしまった。じつはイギリスは、パンデミックをインフルエンザと同様のイメージで捉えていた。インフルエンザ・ウイルスも決してたちのいいウイルスではない。インフルエンザの年間死亡者数はその年によってばらつきが大きく、イギリスで最近ピークを記録した二〇一四／二〇一五年の死亡者は、二万八三三〇人、死亡者が少なかった二〇一八／二〇一九年の死者は一六九二人だった。だがインフルエンザとCOVID‐19はまったくの別物だ。

一方、SARSの流行で大きな傷を負った中国は、新型コロナウイルスの流行に気づいたとき、手洗いや咳エチケットの励行、ティッシュの再利用禁止といった呼びかけはしなかった。そんなまどろっこしいことはせず、すぐさま都市を封鎖し、経済活動を厳しく制限したのだ。イギリスの元保健相は私に、イギリスの科学者たちには、COVID‐19もインフルエンザとそう変わらないという「認知バイアス」があったのだろうと言っていた。

政府に助言する専門家委員会の新型呼吸器系ウイルス脅威諮問グループ（NERVTAG）は、WHOがPHEICを宣言して三週間経った二月二一日になってもまだ、一人のメンバーを除く全員が、イギリス国民のリスクは「中程度」とする英国公衆衛生庁の評価になんの意義も唱えなかった。だがこの判断は大きな間違いだった。

リスクのレベルを据え置いたせいで、感染拡大の波に備えてNHSが進めるべき準備が決定的に遅れてしまったのだ。三月と四月、私の元にはＮＨＳの最前線で働く何人ものスタッフから救いを求める必死の叫びが届いたが、そのメッセージは読むだけでもつらいものだった。「看護師たちがこれほど疲弊したことはありません。つねに勇敢な看護スタッフたちも、その多くはギリギリの精神状態です」、「今の事態にも、看護スタッフが病気になろうが呼吸器につながれて死のうがかまわないと国が思っていることにも、我慢できません」、「まるで丸腰で戦場に向かう兵士のような気分です」、「こんなことは自殺行為だ」と悲痛な悲鳴ばかりだったのだ。

個人用の防護具は十分な備蓄がなく、看護師や医師の多くは、あまりの防護具不足に愕然とした。なかには、必要な備蓄がある病院もあったが、多くの病院、というよりほとんどの病院は最前線で働くスタッフをきちんと守れるだけの防護具を提供できなかった。

記者発表では政府の報道官が毎日のように「政府は医師や科学者の助言に従っています」というセリフを繰り返した。聞こえのいい言葉だし、部分的にはたしかにその通りだっただろう。しかしシグナス演習を実施した政府は知っていたはずだ。ＮＨＳに備えなどないということを。また患者が急増すれば集中治療室のニーズも高まるが、それに対応する準備を国がしてこなかったことも政府にはわかっていた。私がある医師からもらった手紙には「イタリアや中国、スペインで起こった悲劇から学ぼうとする人はいないようです……医師や科学者たちが、互いに学び合うことができないとは……なんと悲しいことでしょう」と書かれていた。

イギリスでパンデミック対策を率いていた科学者や医師たちは、COVID－19の死者数を二万人以下に抑えることができれば、「しめたものだ」と言っていた。しかし死者二万人のラインは四月二五日に突破され、この日は「この国にとって非常に悲しい日」になった。

イギリスの国民保健サービス、NHSはこの感染症にうまく対応している、というのが政府の公式説明だった。だがそれは、絶えず襲ってくるCOVID－19の患者の大波に対応するために、緊急性のない手術や予約を何千件もキャンセルしたからに他ならない。イングランドだけでも、COVID－19の患者を受け入れるために、三万三〇〇〇床のベッドが確保されたのだ。

医療従事者たちは最善を尽くしたが、それでもNHSは十分に対応できなかった。通常の医療サービスをはるかに上回る医療需要の急増に、対処しきれなかったのだ。NHSは、感染がかなり拡大するまで検査と隔離の政策を導入しなかった。また、必要な数の個人用防護具も提供しなかったため、現場で働く医療従事者たちを感染の危険にさらすことになった。さらに公的介護がNHSから切り離されているせいで、高齢者たちは介護施設で無防備な状態に置かれてしまった。

予定されていた何千件もの手術や処置や予約を延期した結果、積み残しの仕事が増え、すでにストレスに苦しんでいた病院や地域社会、初期診療サービス、公的介護の負担はさらに増えることになった。だがそんなときに副主席医務官のジェニー・ハリーズは、イギリスの準備態勢を「国際的な模範」と言ったのだから、みなが仰天したのも無理はない。イギリスの動きは遅く、のんきで、明らかに油断しすぎていた。まぎれもなくこの国は、備えができていなかった。

＊

ＣＯＶＩＤ－19は、私たちの社会の驚くばかりの脆弱さと無防備さを浮き彫りにした。また、私たち人間は、協力し、連携して共に行動することができないという事実も炙り出した。たぶん人間は、自然界をコントロールなどできないのだ。きっと私たちは、自分たちが思っていたほど支配的な立場にはいなかったのだろう。もし人間がＣＯＶＩＤ－19によっていくばくかの謙虚さを持つようになれば、いずれは私たちもこの恐ろしいウイルスの教訓を受け入れられるかもしれない。だがもしかしたら、人間は別格というこれまでの安穏とした思い込みに立ち戻ってしまい、やがて訪れる次の疫病を待つことになるのかもしれない。最近の傾向を見るかぎり、次の疫病は私たちが思っているよりずっと早く現れるはずだ。

ＣＯＶＩＤ－19については、多くの国がその対応で大失敗をした。イギリス政府は、世界トップレベルの研究者たちの協力を得られる環境にあったにもかかわらず、なぜか誰も中国やイタリアの科学者たちが発していた危険信号に気づけなかった。イギリスには、他国の経験から学ぶチャンスも時間もあったのだ。しかしイギリスは他国からの危険信号を見逃し、他国から学ぶチャンスを逃してしまった。その理由はいまだにわからない。

おそらく、まずかったのはイギリスの科学政策を決定する制度だろう。今回のパンデミック対策に関して言えば、現在の制度には二つの問題点があったと思う。一つ目はこの制度が腐敗し、それが与えられた権限の乱用を生んだこと。これを権限の乱用と呼ぶのは、中国が明確に発信していた危険信号、一月三〇日のＷＨＯのＰＨＥＩＣ宣言につながった危険信号に対してイギリスの科学政策を策定するシステムが何も反応しなかったからだ。ＰＨＥＩＣが宣言されたとき、ＮＥＲＶＴＡＧをはじめとする政府の科学諮問委員会や主席医務官、主席科学顧問たちはただちに関係各所に問い合わせるべきだった。中国や香港の医務官や科学顧問たち――曹彬教授や高福主任、香港大学のガブリエル・レオン――に問い合わせ、いったい何が起きているのかを当事者たちからじかに聞くべきだったのだ。また、ＷＨＯの北京事務所にも連絡を入れ、ＷＨＯが武漢の状況をどう見ているか探るべきだった。もしそれをしていたら、中国の研究者たちが一月に発表した論文で明確に主張していたのと同様のメッセージ――きわめて毒性の高いウイルスがヨーロッパへ迫っている――が、イギリスの科学顧問のトップたちの耳にも届いていたはずだ。だが彼らはそのような行動を一切とらなかった。そのこと自体が、与えられた権限の乱用なのだ。

二つ目の問題は、科学者と政治家が共謀的だったということ。彼らは一丸となって政府をかばい、イギリスの準備態勢は「国際的な模範」であり、政府は科学に基づき適切な時に適切な決定を下したという幻想を作り上げた。パンデミックが日々、国民をその毒牙にかけながら拡がっていたころ、大臣たちは連日、記者会見を開き、感染者数と死亡者数を発表していた。大臣の傍らにはつねに政府の科学顧問や医療顧問が控えていたが、記者から何か尋ねられると彼らは必ず、政府の政策を支持する答えを返し、この政治ショーの台本からはずれることは一言も言わなかった。なぜ医療の最前線で働く医療者に個人用防護具が届かないのかと問われれば、政府は全力を尽くしているとだけ言い、シグナス演習の教訓が活かされなかったという都合の悪い事実は語らなかった。なぜ検査数がそんなに少ないのかと訊かれても、検査はこの国の状況には合わないと答え、「検査、検査、検査」と呼びかけるＷＨＯの勧告を政府は無視しているとは言わなかった。なぜ、イギリスと他国の死亡率を報告しなくなったのかと問われても、そんな比較は誤解を招くし、わざわざ政府が言わなくても数字はどこでも見られるからだと答え、イギリスの死亡率があまりにも高いため、みっともなくて発表できないからだとは言わなかった。政府の科学顧問たちは政府の広報担当になり下がり、国民の信頼を裏切ったのだ。

＊

イギリスの科学界はほんとうにそこまで腐敗し、政府のお先棒担ぎになっているのだろうか。科学が政治に追従するという、これほどに破綻した共謀的システムに代わるものはないのだろうか。もちろん、そういうシステムもちゃんと存在する。

「政府が目指しているのは、感染拡大の防止なのか、それとも感染拡大のコントロールなのか」。これは、新たに創設された独立機関、非常時科学諮問委員会（インディペンデントSAGE）が五月に開いた最初の記者会見で、ケンブリッジ大学のデイヴィッド・キング教授が問いかけた言葉だ。じつは今、イギリスには二つのSAGEがある。公式の非常時科学諮問委員会（SAGE）は、非常時の政策決定に際し、科学的見地から政府へ提言を行う組織だが、それまでの三カ月間でこの委員会の評判はすっかり地に落ちていた。その原因の一つは、透明性を嫌い、委員の名前や活動内容を公にしようとしない委員会の体質だった。この非常事に、SAGEの秘密主義的体質や閣僚たちへの追従姿勢など、到底受け入れられるものではない。科学者たちが政府に対して行う提言、人命を救いもするが、生計を破壊することもあるその提言が、どのようなエビデンスに基づいているのかを国民は知る権利があるはずだ。しかし本家のSAGEは、エリート層ならではの無神経な姿勢を押し通していた。その態度はいかにもイギリス的で、イギリスは特別な国という傲慢さにあふれていた。公的機関だというのに、説明責任を求める世間の空気にこれほど無関心な組織もまずないだろう。

いっぽう新たに創設されたインディペンデントSAGEは、第一回の会合に先立ち、参加メンバーの名前を公表した。デイビット・キング教授自身は、現在、サー・パトリック・ヴァランスが務めるイギリス政府の主任科学顧問もつとめたことのある人物だが、彼は、白人男性専用クラブのごとき公式のSAGEとは一線を画す、ジェンダー的にも人種的にも多様性のある科学者集団を作り上げた。こうして立ち上げられた、インディペンデントSAGEは、構成メンバーの専門分野も幅広かった。中核を成すのは公衆衛生の専門家たちだが、メンバーのなかには感染症の数理モデルや行動科学、公共政策の専門家も含まれていた。

幅広い分野の専門家を集めたことで、インディペンデントSAGEはイギリスの苦境に対し、より適切な提言ができる集団になった。第一回の会合はユーチューブで配信され、国民はロックダウンの解除に向けて下さなければならない難しい決断の全貌を知ることができた。またこの会合は、パンデミックの第二波へ備えるうえで政治家たちが直面する課題も明らかにした。

パンデミック対策における政府の全般的な目標を明確にするよう求めたインディペンデントSAGEは、さらに五つの点に関して提言を行った。第一に、黒人や少数民族など、社会で最もないがしろにされているグループ（COVID‐19による彼らの死亡率は一般の四倍だ）の経済的安定を図る必要性について。新型コロナウイルスは、この国に社会経済的にも、人種的にも大きな格差があることを浮き彫りにし、その格差をさらに拡大させた。独立系の人種平等シンクタンク、ラニーミード・トラストの副理事で、人種平等のエキスパート、ズベイダ・ハクは、既存の「経済的なセーフティネットでは不十分」だとし、政府はこれまで、自らを守る力が最も弱い人たちに目を向けてこなかったと論じている。

第二に、地域の公衆衛生と初期診療システムを早急に強化する必要性について。ニューカッスル大学で公衆衛生学を教える、アライソン・ポロック教授は、この一〇年で地域の公衆衛生活動は大幅に削減されたと指摘している。第三は、集中治療のキャパシティ強化など、感染リスクが最も高い人々のニーズを満たす長期的計画の必要性。第四は、ヨーロッパとイギリスを結ぶ港や空港、鉄道での国境管理政策の必要性だ。

そして最後がワクチンに関してで、ワクチンは通常の生活に戻る手段として大きな注目が集まっているが、どんなワクチンも完全な「万能薬」にはなりえないことを理解しておく必要があると提言している。ユニヴァーシティ・カレッジ・ロンドンのディーナン・ピレイ教授が言うように、たとえ二〇二〇年の末までにワクチンが開発、製造されても、それが完全に安全かつ効果的なワクチンである可能性は低く、全世界の人々にあまねく利用されることもないだろう。

キング教授がSAGEのライバル組織創設を呼びかけたのは、政府への科学的助言を国民に信頼してもらうには、その助言が政府に忖度したものであってはならないと考えたからだ。[18] そもそも公式のSAGEは、メンバーに公務員が多すぎる。なんとそこにはブレグジットの立役者で、ボリス・ジョンソン首相の上級顧問、ドミニク・カミングスまで入っているのだ。公式のSAGEは、ありえないほど政府の御用組織になっていた。

インディペンデントＳＡＧＥの第一回目の会合では、科学政策の方針決定に関する新たな基準が設定された。プロセスをきちんと開示し、活発な議論を行い、政治家が取り上げない問題を特定するというその姿勢は、ＣＯＶＩＤ－19を巡る国民的、政治的議論にこれまで欠けていた公正さや誠実さを注ぎ込んだ。この新組織が今後どのぐらい続くかを予測することは難しいが、これを立ち上げた意義は十二分にあったと言えるだろう。というのもインディペンデントＳＡＧＡが最初の会合を開いたその日、政府は公式ＳＡＧＥのメンバー名をついに公表したからだ。

*

結局、科学界と政府のなれ合いをもうこれ以上見過ごすことはできないと考える大物科学者たちが、ついに声を上げげた。遺伝学者でノーベル賞受賞者のサー・ポール・ナースは五月二二日、ＢＢＣのラジオ番組「トゥデイ」で、政府は「腰が引けている」と主張。「政府には戦略があるのかもしれませんが、私にはそれが見えてこない」と言い「とにかく、すべてのレベルで、しっかりとしたリーダーシップを示してもらわないといけません」と語った。

二月、私はジュネーブでＷＨＯのテドロス事務局長と面会したが、彼は弱り果てていた。ＰＨＥ

ＩＣの宣言が遅かったとして、彼は激しい非難を浴びていた。しかし彼がＰＨＥＩＣを宣言し、拡大を続けるパンデミックと戦う資金として六億七五〇〇万ドルという控えめな資金提供を呼びかけると、今度はどの国もその声を無視したのだ。最終的には、ほとんどの国がパンデミックの拡大防止に向けて正しい行動をとったが、各国政府が貴重な時間を無駄にしたことに変わりはない。それがなければ、死ななくてすんだ命があったのだ。制度は機能しなかった。いずれこのパンデミックが終息し、人々の生活が普通と言えるレベルにまで戻ったら、私たちは何が間違っていたのかという答えにくい問いに向き合い、それに答えていかなければならない。なぜなら、二度と失敗を繰り返すわけにはいかないからだ。セカンドチャンスはもうないかもしれないのだ。

第四章　防衛の最前線

疫病は、ハリケーンや地震や洪水と同様、突然降りかかってくる災難であり、災難は社会のさまざまな側面を炙り出す。そして、そこに生じたストレスが試練となり、社会の安定性や結束力が試される。

ドロシー・ポーター『健康、文明、国家』（一九九九）

公共医療サービスがある、とはいったいどういうことだろうか。公共医療サービスがあるということは、少なくともその社会に住む人たちは連帯と集団的行動の重要性を信じているということだ。ここで言う「連帯」とは、私たちがお互いに対して抱く共感と責任感を意味しているが、これは二一世紀の資本主義国家、権威主義的でさえあるこの資本主義国家で生きる私たちの生活を支配する個人主義や競争原理とは正反対の概念だ。

社会に公共医療サービスが存在し、それが人々から支持され、発展を続けているということはすなわち、私たちが命と健康を守る機関に物的貢献（税金を通じた貢献など）をしたい、それも自分のためだけでなく他の人たちのためにもそれをしたい、と考えていることを示している。そして他の人のために何かしたいと思うその気持ちこそが、公共医療システムを支える二つ目の要素だ。私たちは、自分たちが相互に依存し合い、責任を持ち合う存在であり、その気持ちを実践するには集団的行動が必要と考えているのだ。

私たちの社会の基盤は、連帯と集団的行動というこの二つの原則で成り立っている。だが今、この二つの原則はＣＯＶＩＤ－19によってその実力を試されている。この病気は多くの命を奪い、多くの家族を苦しませ、多くの地域社会に深い傷を残してきた。そして私たちは、社会を混乱に陥れ、命や自由を奪い、経済を破壊するウイルスの威力に大きな衝撃を受けている。ＣＯＶＩＤ－19は私たちに、自分は何者なのか、大事なことは何なのかを、今一度考えなおせと促し、呼びかけ、要求しているのだ。

そんな私たちが今、抜本的に考えなおさなければいけないことの一つが安全保障の概念だ。国家が誕生して以来、安全保障とは国境を守り、それぞれの国の政治的主権を守ることと考えられてきた。けれどＣＯＶＩＤ－19をはじめとする感染症は、国も国境も主権も超越する。「目に見えない敵」と呼ばれることも多いウイルスだが、ウイルスには入国審査も関係なければ、軍事的敗北も関係ない。誰も、そしてどの国も、ウイルスの魔の手から逃れることはできないのだ。

今、ＣＯＶＩＤ－19は私たちに、安全保障とは人や地域社会の安全を守ることであり、命や生計の手段や尊厳を守ることだと教えている。病は人間の安全保障（ヒューマン・セキュリティ）を脅かすが、なかでも最大の脅威であるパンデミックは、社会をことごとく破壊し、私たち人間はなすすべもなく取り残される。つまり安全保障とは強い軍隊を持つことだけではないのだ。私たちの安全は、強固な社会制度にも大きく依存しているのである。そしてその安全を守る最も重要な防御策が、効果的な医療制度だ。もし疑うのであれば、どうすれば自分の家族の安全を保障できるか考えてみてほしい。

二〇〇二―三年のSARS危機で大きなトラウマを負った中国政府は、ウイルスが自国の政治モデルにとって大きな脅威になるとよくわかっていた。中国国民は、年間二ケタ台の経済成長と引き換えに、政治的自由を規制する政府を受け入れているが、この特殊な社会的契約にはこの契約ならではのリスクがある。もし経済成長が危うくなれば、中国共産党の支配を可能にしているこの社会契約も危うくなる、というリスクだ。だから中国政府はSARS危機が起こったとき、一九八九年六月四日の天安門事件以来の大きな不安を覚えたのだ。このSARSの経験を通じて中国の指導者たちは、国家の安全保障とはすなわち医療の安全保障でもあると身をもって学んだのだ。だから彼らは万一に備えて、準備を万端整えていたのである。

新型コロナウイルスの出現がわかったとき、武漢の役人たちが真っ先にしたのは、ウイルスの存在を示すエビデンスの隠ぺいだった。それでも、迫りくる危険を同胞たちに知らせなければという強い使命感で社会に警鐘を鳴らした李文亮医師の名は、勇気ある行動のお手本として永遠に人々の記憶に残ることだろう。一方、湖北省で起こっている事態が北京に伝わると、中央政府——特に国家衛生健康委員会（中国の保健省）や中国のＣＤＣである中国疾病預防控制中心、中国医学科学院の関係者たち——はすぐにその危険に気がついた。感染が本格的に拡大した場合、政府は感染経路の遮断と、医療システム崩壊防止の両方に同時に取り組まなければならない。そこで中国政府はこの二つの目標を、信じられないほど単純かつ革新的な手法で達成した。それが、臨時医療施設、方艙医院の開設だ。[1]

スタジアムや展示会場に突貫工事で建設されたこの巨大な臨時医療施設は、ＣＯＶＩＤ－19の患者を家族や職場から隔離するための仮設病院だった。ここで、患者に食糧と基本的な医療を提供し、入院患者の病状を綿密に監視できるようにしたのだ。もし入院患者の容体が悪化しても、その兆候はすぐに検知されるため、適切な集中治療ができる病院に早期に移送することができるという仕組みだ。

方艙医院の「方艙」という言葉は、ノアの箱舟を意味する中国語の発音と音がよく似ている。武漢ではこの仮設病院が二月の初めまでに三院建設され、軽症から中等症の患者最大四〇〇〇人を受け入れる体制が整えられた。その後数週間でさらに一三の仮設病院がオープンし、病床は一二〇〇〇床追加された。やがてＣＯＶＩＤ－19が収束していくと、これらの病院は順次閉鎖されていき、最後に残った病院も三月半ばには閉鎖された。

なぜ軽症の患者を自宅隔離とせず、仮設病院に入院させたのか。その理由は、このウイルスの感染経路にあった。ロックダウンで職場や公共の場所が閉鎖されたのち、感染は主に家庭内で広がったのだ。そのため、とにかく感染拡大の可能性がある場所から感染者を移すことが重要とされたのだ。

仮設病院は、既存の医療施設の負担を軽減した。この施設が、軽症や中等症の患者のおよそ八〇パーセントを効率的かつ効果的に対処し、必要に応じて酸素吸入や点滴などの基本的な医療を提供したからだ。患者は、体温や呼吸数、酸素飽和度、血圧を細かくモニターされ、携帯式の診断装置で放射線診断や検査を受けることもできた。また、病状の変化は早期に察知され、容体が悪化した患者は、速やかに医療設備が整った病院へと移された。

方艙病院のおかげで、新型コロナウイルスの基本再生産数（R_0）はまたたくまに低下した。明らかに、この病院が人の命を救ったのだ。仮設病院の職員として働いたのは武漢以外の地域から動員された医師と看護師たちだった。この病院の運営に関わり、医療を提供した中国人医師たちは「方艙病院のシステムを利用すれば、多くの国や地域が現在のパンデミック対策を強化できる。将来訪れる疫病や災害の対策にも役立つはずだ」と語っている。

だが残念なことに、感染が拡大した国の多くは、中国のような迅速かつクリエイティブな対策を打つことができなかった。

このパンデミックの震源地は武漢だったが、ウイルスは瞬く間にアジアのほかの国々へと拡散した。シンガポールでは一月二三日にCOVID－19の輸入症例第一号が確認され、海外からの航空便の乗り入れが禁止された。クラスターもいくつか確認され、感染者の濃厚接触者たちは隔離された。

香港もWHOの「検査、検査、検査」という勧告に従った。ウイルス検査で陽性が確認された人は病院で隔離され、接触者たちは追跡され、自主隔離が言い渡された。入国管理も厳格化され、COVID－19が確認されている国からの入国者に関しては、全員に十四日間の隔離を求めた。さらに隔離施設を拡大し、学校は閉鎖、在宅勤務が奨励された。正式なロックダウンは行われなかったが、人々は自主的に行動を変え、大人数の集まりを避け、マスクを着用した。

台湾には一月二一日に新型コロナウイルスが上陸した。しかしジョンズ・ホプキンス大学のコロナウイルス・リソース・センターによれば、五月までに台湾で確認された感染者はわずか四四〇人、死亡者は七人だ。台湾政府のこの対応は世界で広く称賛された。というのも台湾政府は、中国本土でCOVID－19が発生したというニュースを耳にするやいなや、全国に厳戒態勢を敷いたのだ。台湾への入境者には検疫が行われ、一月二一日以降、中国への渡航は全面的に禁止された。また、中国本土からの入境者に対しても全員隔離の措置が取られた。台湾は個人用の防護具を確保し、ソーシャル・ディスタンシングを導入し、学校を閉鎖し、隔離センターを設けた。さらに、公共の場でのマスク着用も義務化した。台湾の副総統、陳建仁《ちんけんじん》は疫学者でもあるため、SARSに似たこのパンデミックの脅威がよくわかっていた。疫病に対する彼の深い理解が、台湾の対応に大きく影響した可能性は大きい。だが台湾は、中国政府によってWHOから締め出されているため、現在のところ世界の国々は、この台湾の成功からじゅうぶんに学ぶことができていない。

韓国では、この疫病は奇妙な展開を見せた。一月一九日から二月一八日までに韓国で報告された感染者の数は三〇人、死者はゼロだった。しかし三十一人目の患者が事態を一変させ、それから一〇日と経たないうちに韓国内の感染者数は二三〇〇人に膨れ上がった。この三一番目の患者こそがスーパースプレッダー、すなわち一人で多人数に感染させる感染者だったのだ。彼は武漢からソウル、大邱へと移動し、交通事故による負傷の治療をするため病院を訪れ、教会の礼拝に参加し(礼拝には「新天地イエス教会」の信者一一〇〇人が参加した)、ホテルに宿泊したという。これを知った韓国政府は徹底した対応策をとった。二〇一五年のMERSの流行で、多くの教訓を得ていた彼らはまず、政府の省庁、地方政府、市当局のすべてを巻き込んだタスクフォースを組織した。MERSの経験から、検査と接触者追跡の重要性もわかっていたため、それも実施した。さらに学校も閉鎖したが、ロックダウンは行わなかった。その後、二月二九日をピークに感染は徐々に収束していった。

ウイルスがヨーロッパに到達すると、いくつかの国は感染拡大の波にすっかり飲み込まれてしまった。イタリアはまさに、人道的危機とも言える状況に襲われた。スペインは三月一四日に完全なロックダウンを実施し、緊急事態を宣言した。だが、スペインの医療システムは、ピーク時の死者数が一日で七〇〇人を上回る非常事態への備えがまったくできていなかった。そもそもスペイン政府は三月八日の時点でもまだ、全国で何十万人もが参加する国際女性デーのデモを容認していたのだ。医療従事者は防護具も満足に入手できないまま働くことを強いられ、五月までに五万人がCOVID‐19に感染。医療は崩壊した。特にその脆弱さを露呈したのが介護施設だった。

マドリードでは、スケートリンクが臨時の遺体安置所となった。四月九日、国境なき医師団がスペイン当局に対して緊急警告を出し、スペインの高齢者たちは介護施設や病院で孤立し、家族に看取られることもなく命を落としていると訴えた。その後、流行が下火になると、スペイン政府は感染拡大のスピードも、症状の深刻度もひどく過小評価していたことが明らかになった。スペインでCOVID‐19の感染者が最初に報告されたのは一月三一日、最初の死者が出たのは二月一三日だ。だが、政治家はもちろん科学者までもが、こういった初期の兆候にまったく対応していなかった。

フランスでは、ほぼ韓国と同時期の二月の初めに流行が始まった。フランス国立開発研究所（I

RD）の元所長、ジャン＝ポール・モアティは、フランス政府の対応を手厳しく批判し「フランスは韓国が実施した戦略、すなわち大規模な検査と接触者の追跡、そして物理的距離を確保するソーシャル・ディスタンシングを導入しなかった」と書いている。代わりにフランス政府が行ったのが、三月一七日からのロックダウンだ。フランス政府は大規模な検査など必要ないと主張していたが、そもそもフランスの検査機関には大規模検査をこなすキャパシティなどなかったのだ。本書を執筆している時点におけるヨーロッパのCOVID－19の死者数では、フランスはイタリア、スペインに次ぐ第三位になっている。

ドイツでCOVID－19の流行が始まったのは、上海在住の中国人女性が一月一九日にドイツのバイエルンを訪れたことがきっかけで彼女はドイツを訪れる前、武漢からやって来た両親と会っていた。そしてドイツでは、一月二七日までに最初の感染者が確認された。その一カ月後、ドイツ政府は武漢への渡航を制限し、危機管理委員会を立ち上げた。しかし感染者数はその後も増加を続け、三月一三日には三〇〇〇人を突破した。翌週にはさまざまな規制が導入され、学校、クラブ、バーは閉鎖、入国管理も強化された。政府は五〇人以上が集まるイベントを禁止し、三月一六日には教会や店舗も閉鎖された。一八日にはアンゲラ・メルケル首相が、COVID－19はドイツにとって、第二次世界大戦以来の危機だと発言。「接触禁止令」も導入された。感染者数はその後も増えつづけたものの、増加ペースは徐々に鈍化していった。死者は、四月三日までが一一〇〇人だったが、四月一一日にはその二倍を上回る二七三六人にまで増加した。しかし四月一五日までにメルケル首相は規制を緩和する準備を整え、一部の商店と学校が部分的に再開しはじめた。こうしてドイツは、イタリアやスペイン、フランス、イギリスのような悲惨な状態に陥ることなく、なんとか事態を乗り切った。

では、ドイツはどうやってイギリスやイタリア、フランスと同じ運命をたどらずにすんだのか。ドイツは検査や接触者の追跡、感染者の隔離を二月の初めに開始したほか、他の多くの国々よりも早い段階で、物理的な距離の確保《フィジカルディスタンシング》を奨励、一四日間の隔離期間も導入した。さらにドイツの医療システムにはこの状況に対応する資金もあり、自身も科学者のアンゲラ・メルケル首相が国民に向かって明確かつ正確なメッセージを発信したことも大きかった。その結果、ドイツではウイルスの感染経路は早期に断ち切られた。またドイツが連邦制だったことも感染拡大の抑制に一役買ったと思われる。感染対策は、中央政府のベルリンではなく、それぞれの地域によって行われ、各都市は自前の検査センターを作って、全国一七〇の検査機関とネットワークを構築した。こうしてドイツは比較的うまくパンデミックを乗り切った。だが、もしCOVID－19の第二波が訪れてもまだ、この国が十分に対応できる体制と幸運を持ち合わせているかどうかはわからない。

ドイツを上回る驚愕の成功を遂げたのがニュージーランドだ。人口五〇〇万人のこの国では、五月半ばの時点で一一四七人の感染者と二一人の死者しか出ていない。二月二八日、イランからインドネシア経由でニュージーランドに帰国した女性がニュージーランドの感染者第一号として報告されたが、ジャシンダ・アーダーン首相はすぐさま対応に乗り出した。三月二一日までに国の警戒レベルを引き上げ、全国規模の検査と接触者追跡・隔離プログラムを開始したのだ。三月二三日までにニュージーランドで報告された感染者数はわずか一〇二人だったが、それでもこの国はロックダウンを断行した。アーデン首相は「患者はまだ一〇二人だけです。でも、イタリアだって最初はそうでした」と語っている。彼女は早期に、大胆かつ厳格な対策に打って出た。出入国を禁止し、三月二五日には緊急事態宣言を発令したのだ。流行は四月初めにピークに達し、五月一五日までに人々は通常の生活に戻った。アーダーン首相は、このパンデミックで評価が上がった数少ない政治家の一人だ。たしかに彼女は運にも恵まれていた。ニュージーランドは人口密度が低く、国土もほかの国から比較的離れている。しかし明確でブレのない、自信に満ちた言葉で国民に語りかけた彼女の姿勢は、危機的状況に対処する政治家のふるまいとして、まさにお手本といえるものだった。

スウェーデンもまた別の意味で、例外の国の一つだ。スウェーデン政府のＣＯＶＩＤ－19対策を指揮しているのは、疫学者のアンデシュ・テグネルだが、彼は、集団免疫を獲得するという政策を推進してきたことで批判を浴びている。この政策の結果（二〇二〇年五月半ば現在）、スウェーデンのＣＯＶＩＤ－19感染者は三万三〇〇〇人を上回り、死者も三九九二人に達しているからだ。しかしその批判が正しいとも、的を射ているとも言いきることはできない。スウェーデンでＣＯＶＩＤ

—19の症例が最初に確認されたのは一月三一日、患者は武漢帰りの女性だった。全国規模のロックダウンこそ実施しなかったものの、テグネルは一連の厳格な対策を勧告しているし、大半の国民もそれに従ってきた。大人数での集まりは制限され、中等学校と大学は閉鎖、在宅勤務が奨励された。また、不要不急の移動を避け、他者とは十分距離を取るようにとの助言もされた。テグネルは、政治による強制ではなく、個人それぞれの自己責任を重視したのだ。

一四億人の人口を擁するにもかかわらず、さらに安全にことを進めているように見えるのがインドだ。一月三〇日にインドで最初の症例が報告されると、政府は早い段階で国境を封鎖した。その後、インドは世界最大規模といわれるロックダウンを実施し、WHOに「厳格でタイムリー」と称賛された。インド政府にとってこのロックダウンは、患者急増の事態に備える時間稼ぎにもなった。それでもこの国民の多様性や医療格差、そして拡大を続ける経済的、社会的な格差と独特の文化的価値観は、感染拡大を封じ込めるうえで大きな課題となった。インドは一つの国ではあるが、実際には複数の国家の集まりであり、二八の準自治国家と八つの連邦直轄領で構成されている。そのため、非常時に対する備えは、州によって大きく異なっていた。たとえばケララ州は二〇一八年にニパウイルスが流行したときの経験を活かして大規模な検査と接触者の追跡を実施し、さらには地域社会も動員することでウイルスを封じ込め、死亡率を低く抑えることに成功した。またオリッサ州も自然災害に襲われた経験から緊急事態への備えができていたため、その対策を応用し、いち早く病院を徴用してＣＯＶＩＤ－19の専門病院を設けた。ＣＯＶＩＤ－19の患者がもっとも多かったマハラシュトラ州はロックダウンの期間中、ドローンを飛ばしてソーシャル・ディスタンシングの徹底を監視した。また、感染拡大を一定の地域内に留めるクラスター封じ込め作戦も実施した。これは三人を上回るクラスターが見つかったら、その患者の自宅から半径三キロメートル以内の家々を十四日間にわたって一軒、一軒しらみつぶしに調べて感染者がいないか確認し、接触者を追跡して社会の意識を高めるという作戦だ。

ラジャスタン州は外出禁止令を出し、唾を吐くことを禁止。インドで最も人口が多いウッタルプラデシ州は、検査機関の能力を拡大した。しかしインド全体の検査能力は限られており、公衆衛生を担当する人員も少ない。さらにこの感染症は、無症候患者や軽症者も多いうえ感染が急激に広がるといった特徴もあるため、各州が流行を完全に抑制する対策を講じられるとは考えにくい。それでも、インドの市民社会はすばらしい対応を見せた。また、パンデミックに関するフェイクニュースと戦う〈インド人科学者によるＣＯＶＩＤ－19対策〉は、偽情報を打ち消す草の根の取り組みとして成果を上げた。インドの対策が、部分的に成功を収めたのはまさに、それぞれの州の努力のたまものであり、インドの取り組みには他の国々が学ぶべき重要な教訓があった。

インドのＣＯＶＩＤ－19対策の欠点を挙げるとすれば、まずは検査率の低さだろう。また、医療従事者の圧倒的な不足もある。さらに、他者と距離をとることなどまったくできないスラムに膨大な数の住民がいることも課題だ。政府による突然のロックダウンはすでに弱い立場にいる人たちをさらに追いつめ、出稼ぎ労働者は大量に都市部を脱出。非公式経済で働く人々のなかには餓死者が出るのではという懸念も生まれている。過密な場所や、衛生状態が不適切な場所での公衆衛生対策を実施するのも難しいし、COVID−19以外の患者に対応する医療も崩壊してしまった。また、イスラム教団体の〈タブリーグ・ジャマート〉に関係のある集会が大規模クラスターの原因になったと明らかになると、反イスラムの機運が高まり、パンデミックは暴力の扇動にも利用された。しかし、インドは国民の三分の二が三五歳未満と比較的若い。そのおかげで、より深刻な健康危機へと発展せずにすんでいるという側面もある。

アメリカに関して言えば、トランプ政権の対応はまさに目を覆わんばかりだ。それを最も端的に表しているのが、ニューヨーク州の仮設墓地の穴に、防護服を着た囚人たちが冷蔵車から搬出した木製の棺を収めている写真だろう。トランプ大統領は四月二四日の記者会見で、COVID−19の患者に消毒剤の注射をしてみてはどうかと口走ったが、これを聞けばアメリカ政府の対応がどれほどの茶番になっていたかがよくわかる。五月になるころには、トランプ大統領はCOVID−19の「攻撃」を、真珠湾攻撃や九月一一日の同時多発テロよりもひどいと言い出した。だが、こういったアメリカの対応は驚くべきものであると同時に、哀れを催すものでもある。世論調査では、信頼性でトランプ大統領を下回るのは、ボリス・ジョンソン首相と習近平主席だけだ。超大国アメリカは――少なくとも超大国アメリカの評判は――、ウイルスによって地に落ちてしまった。
他の国々も大混乱をきたしていた。ブラジルのジャイール・ボルソナロ大統領は、COVID－19の患者数が急速に増えていることについて尋ねられると、「だから何だっていうんだね？　私にどうしろと？」と開き直った。いっぽうロシアではプーチン大統領が、政権を揺るがしかねない経済危機に直面。二〇三六年までの自身の続投を可能にした改憲成立を意気揚々と宣言する予定だった五月九日の戦勝記念祝賀も、キャンセルせざるをえなかった。

＊

今回、COVID－19がもたらした医療上の緊急事態で特に注目すべきは、この病気が私たちの社会で最も弱い立場にいる人々やコミュニティに集中的な打撃を与えたという点だろう。たとえばイギリスでは、臓器移植を受けた人や特定のタイプの癌で化学療法や放射線療法を受けている人、重度の呼吸器系疾患や感染の危険が高い希少な疾患がある人、そして妊婦など、ハイリスクな人々約一三〇万人に対し、少なくとも三カ月間は自らを隔離し、対面での人との接触を避けるよう勧告がなされた。

だがそもそも、どういう人たちを「ハイリスクな人」と定義すべきなのか。なかには、その定義をもっと広くすべきだと主張する人たちもいる。例えば、ＣＯＶＩＤ－19では年配の患者のほうが合併症のリスクも死亡するリスクも高いが、イギリスには七〇歳以上の人が五七〇万人いるのだ。となれば当然、彼らはハイリスクのカテゴリーに入る。さらに疫学的には、ＣＯＶＩＤ－19による死亡と基礎疾患の有無に明確な関連があることもわかっている。イギリスには心臓病や糖尿病を患う七〇歳未満の人たちが二七〇万人いる。そうなると、イギリスのハイリスクな人の総数はもっと増え、総勢八四〇万人ということになる。[2] では、介護施設の入居者やホームレス、刑務所の受刑者や重度の精神疾患を持つ人はどうなのか。だがそういう人たちは、政府の視界にはまったく入っていなかった。

もし、ＮＨＳが直面したのが一九四八年の創設以来、最も深刻な緊急事態だったというなら、介護システムが経験していたのはまさに壊滅的な状況だった。そして政治家たちは、そんな事態が起こっていることにまったく気づいていないようだったが、じつは四月の末には、介護現場の悲劇は無視できないほど深刻なものになっていた。

四月二八日、英国の国家統計局は、介護施設でＣＯＶＩＤ－19によって亡くなった人は四月一七日までに二九〇六人に上ったと発表した。さらにその後、四月一八日から四月二四日までに二三七五人が亡くなっていたことも明らかになった。なんと四月一〇日から二四日までのあいだに、介護施設では合計四三四三人がこのパンデミックで命を落としたのだ。病院での死者は四月一〇日ごろにはピークを迎え、五月半ばの現在、死者数はゆっくりと減少に転じている。だが、介護施設を襲うパンデミックの影響はまだ始まったばかりだ。最も無防備な高齢者たちの命がじわじわと奪われていく、それがＣＯＶＩＤ－19がこの社会に残す負の遺産の一つだ。

黒人やアジア系の男女は白人の男女と比べて、ＣＯＶＩＤ－19で死亡する確率が四倍に上っている。特定の民族グループのリスクが高いのは社会的不平等が関連しているため、年齢や、そのほかの社会経済的特性を考慮して調整すると、黒人の男女がＣＯＶＩＤ－19で死亡する確率は下がるが、それでも白人の男女の二倍と高い。統計局は「ＣＯＶＩＤ－19の死亡率における人種間格差は、社会経済的不平等やその他の環境もその一因だが、それ以外の原因についてはまだわかっていない」としている。死亡した医療従事者のほぼ三分の二が民族的マイノリティであるため、イギリス政府は、なぜ黒人や少数民族の人々のリスクが特別に高いのかを調べる調査委員会を発足させた。

ロックダウンを行った国々の政府はみな同様に、「スティ・ホーム」、家にいてくださいというメッセージを発信した。だがもしかしたらこのメッセージが、かえって裏目に出た可能性もある。人々はたしかに家にいた。たとえ、心臓病や脳溢血や癌といった命に関わる病気の症状が出ても、人々はじっと家にいつづけたのだ。そうだとすれば、受けるべき緊急の処置を受けられずに亡くなった人々もまた、パンデミックで命を落とした本当の犠牲者数に入れるべきだろう。このパンデミックが社会に落とす影は、想像以上に長く、暗いのだ。

医療従事者たちを防護する備えは、あきれるほど手薄だった。今、COVID－19の患者の世話をしている彼ら以上に高いリスクにさらされている人たちは、いないだろう。だが多くの国で、医療従事者は最も守られていない人たちとなっている。WHOは、医療従事者用に高水準の個人用防護具を用意するよう奨励していた。高水準の個人用防護具とは、全身を覆うガウンやフィットテスト済みのマスク、フェイスシールド、ゴム手袋のことだ。だが残念ながら多くの国は、腕も脚もむき出しの薄いビニール製のエプロンと、感染対策には不適切なサージカルマスク、そして腕を覆うことができないゴム手袋しか用意できなかった。

医療従事者が無防備な状態で働くことを強いられたのは、PHEICの宣言後も、各国政府が十分な量の防護具を調達しなかったからだ。それはとんでもない行政の怠慢であり、そのせいで多くの医療従事者が命を落とした国もある。イギリスの首相官邸で行われる毎日の記者会見では、個人用の防護具は医療現場へ届けられているところで、医療従事者たちは安全だと閣僚たちが繰り返した。だが結局、このような説明は控えめに言ってもたんなる誇張、悪く言えば真っ赤な嘘だった。

三月、イギリスで感染が本格的に拡大しはじめたころ、私のもとにはNHSの最前線で働く医療従事者たちから何百ものメッセージが届いた。そのどれもが、自分たちは政府に見捨てられた、と嘆く医療従事者たちの悲鳴だった。私たちは、彼らのこの証言を読み、記憶に残しておかなければならない。私たちの政府が、医療従事者というこの国で最も貴重な防衛線を見捨てたのだということを。

「スタッフにとってはもう恐怖でしかありません。いまだにＰＰＥ（個人用防護具）もなければ、検査もしてもらえないのです」

「まさにぞっとするような状況です」

「ガイドラインもなく、すべてが大混乱です」

「怖くて仕方ありません。防護ができているとはとても言えません」

「私たちは場当たり的に、その場をしのいでいます」

「まるで、あえて患者を傷つけているかのようです」

「防護具がありません」

「修羅場そのものです」

「人道の危機だ」

「もうロックダウンなんてどうでもいい。このままじゃ多くの病院がメルトダウンだ」

「ロンドンの病院では、医療崩壊が起こっています」

「国民もメディアも全然わかっていないんだ。この街にはもう、ちゃんと機能する西洋の医療システムなんて存在しないということを」

「患者やスタッフをどうやって守るんです？　もう、言葉もありません。めちゃくちゃです。いったいどうしろっていうんです？　これは犯罪です……できることなんてもう何もない」

「今に津波がやってくる」

「恐ろしい状況です」

「国の一大不祥事だ」

「国の大失政だ」

「お話にならないほどの人手不足」

「ＷＨＯの個人用防護具基準なんてないも同然です」

「戦争に負けた将軍は反逆罪で裁判にかけられてきた。じゃあ、今回のような場合は、どうすればいいいんですか？」

「すっかり見捨てられた気分です」

「完全に間違ったやり方で、すごく危険だと感じています」

「この絶望感をうまく伝えられません。言語に絶するひどさです」

「この問題に耳を傾けて、何かしてくれる人が本当にいるんでしょうか？」

「イギリスの対応のあまりの遅さに、心底がっかりしています」

「これじゃ、命を弄んでいるのと同じだ」

「まともな防護具もなければ、手術着もない、スタッフのための検査もない」

「こんなPPEじゃどうしようもないし、N95マスクもないんです。まるで食肉処理場に送られる子羊の気分です」

「PPEに関して言えば、きょうはもうむちゃくちゃでした」

「準備する期間が二カ月もあったのに、気がついたらなんの備えもない状態で、この状況に陥っていたんです」

「本来なら難なく治療できるはずの患者さんたちが、死んでいる」

「ガウンもゴーグルもなしに、患者さんを診ています」

「イタリアや中国、スペインで起こった悲劇を教訓にしようとする人はいないらしい」

「依然としてPPEは配給制で、スタッフは自由に使えません」

「最前線の戦況は改善どころか、悪化の一途です」

「世間で喧伝されている状況と現実は、まったくかけ離れています」

「外部へ発信するための研修を受けろと言われています……まさか自分が、自由に発言することさえできない国に住んでいるとは思いもしませんでした」

＊

パンデミックが猛威をふるっていたころ、イギリスの閣僚たちは国民に、毎週木曜日の夜八時に家の外に出て「医療、介護従事者へ拍手をしよう」と呼びかけた。最前線で働く医療従事者たちへの支援を表明するこのキャンペーンは、みずからの命を賭して、日々、危険な現場で働いている医療従事者たちへの感謝を国民が一丸となって表明した感動的なものだった。だが、医療従事者や介護者を称えよう、という政府の呼びかけはいささか偽善的に聞こえる。

ＣＯＶＩＤ－19の診療現場で働き、命を落とした五三歳のアブドゥル・マブド・チョードリー医師は、ロンドンのホマートン病院で泌尿器科の医長を務めていた。彼は「私たち自身と家族を守る」ために「適切な個人用防護具」を調達してほしいと政府に求めていたが、その願いもむなしくロンドンの感染ピーク時にＣＯＶＩＤ－19で死亡した。彼の息子、インティサール・チョードリーは政府に対し、医療従事者を感染から守れなかったことを公に謝罪してほしいと求めたが、返ってきたのは内務相プリティ・パテルの「防護具が十分でないと感じている方々には申し訳ない」というコメントだけだった。「プリティ・パテルの謝罪は、本当の謝罪とは言えない」と指摘したインティサール・チョードリーの言葉は、まさに多くの医療従事者たちの言葉を代弁していた。

＊

西側諸国は、持てる富の多くを医療に投じている。高度な医療システムを持ち、極めて高度な教育を受けた医療従事者たちもいる。それなのになぜ一月の時点で、その医学界のリーダーたちは政府に対し、大変な災難がすぐそこまで来ていると警告できなかったのだろうか。イギリスにはさまざまな専門医師会もあれば英国医学院（Academy of Medical Science）や英国医師会、英国公衆衛生庁、公衆衛生団体（Faculty of Public Health）もある。また、キングス財団やナフィールド・トラストといったさまざまな医療関連のシンクタンクもある。それなのにＷＨＯがＰＨＥＩＣを宣言した後の二月の初めになってもまだ、誰も緊急事態への認識を促す行動に出なかった。いわゆるイギリスの「医学界」全体が、ＷＨＯの緊急事態宣言を聞き流したのだ。それはいったいなぜなのか。

理由は私にもわからない。さすがに黙殺の申し合わせがあったとは思わないが、誰も何も言わなかったことは事実だ。おそらくこういった医学団体のリーダーである著名な科学者や医師たちは、中国からの報告書になど目も通さなかったのだろう。あるいは、目は通しても、その重要性を認めなかったのかもしれない。ひょっとしたら彼らは、ＰＨＥＩＣの意味を理解できなかったのかもしれないし、何が起こっているかはわかっていても、公然と政府を批判して、政治の場での発言力を失いたくなかったのかもしれない。

その理由が何であれ、イギリスやその他の西側諸国の医学界のリーダーたちは、彼らが守るべき人々の期待に背いたのだ。高齢者を、病人を、立場の弱い人たちを、彼らは見殺しにした。現代医学を信じ、現代医学に税金も投入していた人たちを、裏切ったのだ。医療者たちが最前線で身を捧げて働いていたにも関わらず、その専門職のリーダーたちが、汚い裏切りを働いたのだ。

このような組織的な失敗を防ぐ一助となるかもしれないのが、弾力性のある医療システムという新たな考え方だ。

二〇一五年に西アフリカでエボラウイルス病が流行した後、政治家や為政者たちは、外的な衝撃を吸収し、それに持ちこたえ、そこから学ぶ医療サービスを構築する必要があると気がついた。それは、基本的な医療を維持しながら、将来訪れる衝撃を緩和するために適応し、変化する医療サービスだ。弾力性のある、という考え方はまだ単なるアイデアでしかないが、では、弾力性のある医療システム、弾力性のある医療サービスとは具体的にはどのようなものだろうか。そのような医療サービスに必要な要素をいくつか挙げるとすればそれは、十分な資金、十分なスキルと人数が揃った医療従事者、的確に対応するための正確な情報、透明性と責任感を併せ持つリーダー、薬と医療技術の十分な供給、そして日々の診療を維持しながら医療需要の急増時に対応できる能力だ。

ＣＯＶＩＤ－19を体験した各国が今始めるべきは、次のパンデミックに備えて、自分の国はどこまでの医療システムを作る気があるのか、そのために国民がどのぐらい投資する気があるのかを、国を挙げて議論することだ。なぜなら、パンデミックは必ずまたやってくるのだから。

第五章　ＣＯＶＩＤ－19の政治学

……二一世紀の医療者たちは、自分の職業が政治的にならざるを得ないことに気づくだろう。だがそうなる以外、他に道はないのだ。

ジュリアン・チューダー・ハート
『医療の政治経済学』（二〇〇六）

COVID−19への西側民主主義諸国の対応は、まさに第二次世界大戦以来の大失敗だった。政府にとって一番の義務は、国民を守ることにある。しかし政府が早い時期に対策を講じなかったせいで、死なずにすんだ何千人もの市民が命を落とすことになった。

失敗は数え上げたらきりがない。第一に、専門的な助言がなされなかったこと。アメリカやイタリア、スペイン、フランス、イギリスといった国々は、世界屈指の優秀な科学者を抱えている。それなのになぜか、彼らの知識やスキルを活用したタイムリーな助言はなされず、多くの人命がパンデミックによって失われた。

この失敗を招いた原因の一つが認知バイアス、すなわち誤った思い込みだった。じつは西側世界はみな、次に出現する感染症のパンデミックは新型のインフルエンザだろうと考えていた。そのせいで、SARSに似たウイルスが襲ってくる可能性を、誰も真剣に検討していなかったのだ。政府に助言をする科学者は比較的少数であり、大方の予想とは異なる可能性を積極的に考える集団ではなかったため、彼らはすっかり集団浅慮《グループシンク》に陥っていたのだ。彼らは、早い段階から出ていた中国の報告書に目を通したのだろうか。そこには、この新たなウイルスの臨床的重症度やパンデミックの可能性が明確に警告されていたが、彼らはそれを真剣に受け止め、COVID-19が流行した国々の医師や科学者たちに助言を求めただろうか。もし、その答えがノーだとすれば、その理由は何なのだろう。

二つ目の原因は、科学者たちからアドバイスを受けた後の政治的プロセスのまずさだ。流行が拡大するなか、各国政府は「科学に基づいて対処している」と繰り返した。しかし、与えられた助言を受け入れるだけが政治家の仕事ではない。彼らには、検証し、分析し、疑問点を専門家に問う義務がある。助言するのは科学者、決めるのは大臣だ。だが政治家たちはその義務を果たさなかった、控えめに言っても十分には果たさなかった。だから彼らは、これ以上の緊急対策を講じずともパンデミックを抑え込めると思いこんでしまったのだ。

三つ目の原因は、政治指導層がとんでもなく無能だったこと。どの国も、パンデミックを抑え込むためのビジョンや理念を構築できるチームを作ることができなかった。また、国民からの信頼や信用を獲得することもできなかった。断固とした行動をとることも、専門家の意見を聞くことも、謙虚になって、失敗から学ぶこともできなかったのだ。

四つ目の原因は、致命的な準備不足だ。武漢の例があったにもかかわらず、政界のリーダーたちは必要な数の個人防護具を確保せず、患者の急増に備えて診療や病床のキャパシティを増やすこともしなかった。また、COVID－19以外の患者への医療サービスを守り、必要な人々に通常の医療を提供できる体制をとることもしなかった。

五つ目は、対策をうまく導入できなかったことで、医療サービスを需要に見合う規模まで拡大できなかった国も多かった。政界のリーダーたちは、ウイルス感染の波に飲み込まれる前に検査や感染者の追跡を拡充し、人工呼吸器を確保しようとした。しかしそれに失敗したせいで、パンデミックが襲ってきたとき、COVID－19対策を効果的に実施することができなかったのだ。その結果、彼らはロックダウンの解除に向けた適切な出口戦略も策定できなくなってしまったのだ。

そして失敗の原因として最後に挙げておきたいのが、コミュニケーション不全だ。ほとんどの場合、国民に伝える情報は少なすぎたし、遅すぎた。また、国民への勧告のなかには、ちぐはぐだったり、矛盾していたり、誤解を招きかねなかったりするものも少なくなかった。トランプ大統領は、消毒剤がCOVID－19の予防や治療に有効かもしれないと口にしたが、国家の緊急時のあの発言は、信じられないほど無責任なものだった。

こういったすべての失敗が重なり、国家による典型的な不作為の例が出来上がったのだ。危険が迫っていることを示すエビデンスを無視することで注意義務を怠り、その結果、命にもかかわる深刻なリスクに国民をさらしたのだ。エビデンスを見れば、政府がこの新たなウイルスのリスクに気づく余地は十分あったことがわかるし、彼らはそのようなリスクを軽減する予防措置を取れたはずなのだ。政府はその権限で、この人類の危機を防ぐべきだったのに彼らはそれをしなかった。国民を救う努力を怠ったのだ。恐ろしく危険な状況のなか、国民を見捨てた政府こそが、このような失敗を生んだ張本人なのだ。

しかし西側諸国の政界も医学界も、メディア界ですら、政府がここまで無能だったという事実は認めたくない。もしそれを認めてしまえば、中国を国際社会に破壊的な影響を及ぼす国と位置付けてきたこれまでの地政学的ストーリーが成り立たなくなるからだ。そんなことを認めるぐらいなら、中国とＷＨＯを責めたほうがずっといい。ということで、中国はＣＯＶＩＤ－19を隠ぺいした、ＷＨＯもその中国と共謀して壮大な隠ぺい工作を行った、ということになってしまったのだ。

四月、トランプ大統領は中国がＣＯＶＩＤ－19にどう対応したかについて「本格的な調査」を開始した。そして四月二七日、彼は「われわれは中国について不満だ」と語り、「（ウイルスは）発生源で食い止められたはずだ、そうすれば世界じゅうに広がることはなかった」と批判。中国政府は自らの過ちの責任を取るべきだとして、中国に損害賠償を請求すると脅しをかけた。

現代の中国に関しては、言論の自由の抑圧や、反体制派の投獄、チベットやウイグル自治区での人権侵害など、批判材料はたくさんある。しかし、中国の為政者の立場に立てば、見える風景はまったく違ってくるはずだ。西側世界は一般に、中国は経済成長に乗じて、その政治的、経済的、軍事的な野望を肥大化させていると考えている。自由世界の西側諸国首脳たちにとって今や、権威主義の中国共産党が率いる中国は脅威となっているのだ。それが事実であることは、中国の一帯一路を見ても、香港や台湾に対するスタンスを見ても、南シナ海の島々の領有権の主張を見ても明らかだ。そんな中国は、なんとしても抑え込まなければいけない、というのが西側の中国観だ。

しかし中国側の見方はまったく違う。五〇〇〇年の歴史を持つ大国であるにもかかわらず、中国は西洋から植民地扱いされ、一世紀にわたって屈辱的な扱いを受け、ようやく一九四九年に独立を果たしたのだ。その後、中国は毛沢東の指導の下、恐ろしい過ちを犯しながらも細々と成長を続け、少なくとも安全な国境は確保した。鄧小平は経済成長の条件を整え、八億人の中国人が貧困から抜け出した。つまり今の中国の指導者たちの使命は、毛沢東が勝ち取った領土の独立を守り、鄧小平が達成した経済の安定を守ることなのだ。しかし国が発展すればするほど、守るべきものも増えていく。したがって中国の為政者たちから見れば、中国政府の行動は攻撃的ではなく、むしろ防衛的なのだ。

このような歴史的文脈のなか、ＣＯＶＩＤ－19に遭遇した中国人科学者や医師たちは、中国国民の健康を守るために躊躇することなく、責任ある行動をとった。彼らはウイルスの危険を中国政府に警告し、中国政府はWHOに警告し、WHOは世界に警告を行った。けれど西側の民主主義諸国はその警告に耳を貸さなかったのだ。たしかに、中国政府にもWHOにも、答えるべき疑問点はある。しかしこの世界的なパンデミックの原因を中国とWHOに押しつけることは、COVID－19の歴史を書き換え、西側諸国の失態を過小評価する行為でしかない。

＊

西側諸国が自分たちの責任をできるだけ矮小化したい気持ちは理解できる。彼らは今、「何を、いつ知ったのか」という難しい問いを突きつけられており、国民からの信頼低下という危機にも直面しているからだ。COVID－19の流行が始まって以来、西側諸国の世論調査では一貫して、政府の対応を支持しないという声が大きかった。たとえばイギリスの流行がピークを迎えていた頃の世論調査では、政府の対応が迅速だったと思うかという問いに対し、そう思わないという回答は増加、政府を信頼しているという回答は低下した。その結果、各国政府は新たな自衛策をとらざるを得なくなり、攻撃こそが最大の防御と考えたのだ。

パンデミックの責任を他国に押しつける、それも以前から多くの市民や名前もよく知らない国際機関が不信を抱いていた国に押しつければ、批判の矛先を転じることができると彼らは考えた。そしてその作戦は成功し、反中感情は高まった。また多くのヨーロッパ諸国は、トランプ大統領がWHOへの資金拠出を停止したあともWHOを支持していたが、それでもアメリカ政府の攻撃的な姿勢に真っ向から反対する国はなかった。二〇〇二―三年のSARS危機以降、WHOの名声と影響力はいまだかつてないほど高まっていた。しかしCOVID‐19の出現により、WHOの評判は前代未聞の危機に陥ったのだ。

今回も犠牲になったのは多国間協調主義で、言論による地政学的戦いによって多国間協調主義は傷つき、血まみれとなった。そして大国間の対立は第二の冷戦へと姿を変え、それが各国のCOVID‐19への対応を支配し、方向づけたのだ。グローバリズムや国際社会の結束、国家間の協調といった崇高な理想は、一国主義やナショナリズム、大衆主義者の私利私欲に踏みにじられた。それは、二〇〇二―三年のSARS危機後に生まれた国際的な一体感からは程遠い、哀しく残念な光景だった。

COVID‐19を巡ってWHOを敵に回した戦いが始まったことは、まさに予想外の展開だった。世界で唯一の保健機関であるWHOは政治とは無関係という立場をかたくなに守っており、もっと権力を誇示すべきと一般の支持者やパートナーたちがもどかしく思うことも少なくないほど中立を保っていた。だがいっぽうで、活動予算を加盟国の拠出金に頼っているWHOは、加盟国からの批判を無視することもできない。財政支援を受けつづけるためにも、事務局長は最も潤沢な資金を持つ出資国の機嫌を損ねないよう懸命に努力しなければならないのだ。

私がジュネーブのＷＨＯ本部を訪れるようになった一九九〇年代、ＷＨＯの幹部たちは繰り返し、予算の四分の一を出しているのはアメリカだから、と言っていた。つまり、ＷＨＯの言動はつねに、アメリカの利益を反映したものでなければならないということだ。それでもＣＯＶＩＤ－19の流行により、ＷＨＯはアメリカの政権の攻撃対象にされてしまった。ＷＨＯの科学者とアトランタにあるＣＤＣの専門家が密接な協力関係にあるにもかかわらずだ。ＷＨＯは「中国寄り」だとトランプ大統領は非難し、ＷＨＯは七二年間におよぶ世界保健機関史上最大のピンチに陥った。

そこでテドロス事務局長はできるだけ角が立たない反撃を試みた。

アメリカ合衆国はＷＨＯの長年にわたる寛大な友人であり、その関係が今後も続くことを私たちは願っています。アメリカ合衆国の大統領が、世界保健機関への資金拠出を停止すると決定したことについては大変残念に思っています。ＷＨＯは、アメリカ国民とアメリカ政府の支援を受けながら、世界で最も貧しく、最も弱い立場にいる多くの人々の健康を向上させる活動をしています……現在私たちは、アメリカの資金拠出停止がＷＨＯの活動に及ぼす影響を精査しており、パートナー諸国の協力で資金の不足分を埋めながら、活動を滞りなく継続していく所存です。

しかし政治上の溝は深く、協力関係は崩壊した。共和党の議員たちはトランプ大統領を支持し、上院財政委員長のチャック・グラスリーは、新型のコロナウイルスが出現したとき、WHOは「世界に向けた速やかな警告を行わなかった」と批判した。テドロス事務局長に宛てた書簡のなかでグラスリーは「残念ながら、中国におけるアウトブレイクの兆候へのWHOの対応には、少なからぬ疑義がある」と記し、「当初の中国の発表に対してWHOが独立した分析も助言も行わなかった結果、いくつかの国は、このとき浪費された時間を埋め合わせるのに苦労した」と批判した。

資金拠出を停止したことで非難を浴びたトランプ大統領はさらに態度を硬化させ、「WHOが判断を間違えた。WHOが判断を間違えているんだ。彼らは警告の機会を見逃した」と主張。資金を拠出する条件としてテドロス事務局長の辞任を求める書簡に署名をする共和党の議員団まで現れた。

WHOを知っている人なら誰でも、WHOが完璧な組織でないことは承知している。WHOは、行動より手順、主張より外交、粘り強さよりも妥協が優先される官僚組織であり、加盟国の弱点や欠点、脆弱さが反映された集団なのだ。だから新たに就任した事務局長はみなWHOを改革すると約束するが、結局は面倒な手続きに足を取られて躓くことになる。とはいえ、WHOが重要な役割を果たしているのも事実だ。WHOは、世界の一流の科学者を集めて保健の基準を設定している、つまり各国の国民の福祉向上に役立つ基準を設定しているのだ。またWHOは、世界の最も貧しい国々の保健省や医療サービス、医療従事者への支援の提供も行っている。

世界が必要としているのは、貧しい人々と彼らの健康を守る強いＷＨＯと、そのＷＨＯを財政と政治の両面で支援する強いアメリカ政府だ。だからもしアメリカが突然、ＷＨＯへの支援を打ち切れば、世界の健康に関する安全保障は大きく後退することになる。だが、テドロス事務局長とトランプ大統領が今の地位にいる限り、ＷＨＯとアメリカ政府の関係が改善するとは考えにくい。二人のうちのどちらか一方、または両方がその地位を離れない限り、関係が元に戻ることはないだろう。

＊

偽情報にまつわる数多くの奇妙なエピソード、つまりＣＯＶＩＤ－19危機のなかで出現したインフォデミックについてはすでに述べたが、なんといっても驚いたのは、政府自身が政治的な偽情報を流し、ＣＯＶＩＤ－19への自分たちの対応を擁護したことだ。ＣＯＶＩＤ－19の物語を書き換えようとするその暴挙は、やはり記録に残しておく必要があるだろう。政府は流行を封じ込める努力をしているが、同時に、国民の目に政府の防疫対策がどう映るかをコントロールする努力もしているのだ。

たとえばイギリスでは閣僚たちが、政府は流行が始まった当時、集団免疫の獲得を目指す政策などとっていないと主張している。だが事実はそうではない。政治家や政府の科学顧問たちは当初、それとは正反対のことを言っていたのだ。また彼らは、自分たちは最初から、ウイルス検査の推進を支持していたとも言っている。だがジェニー・ハリーズ副主任医務官は、イギリスに検査はふさわしくないと断言していたはずだ。さらに閣僚たちは、政府は介護施設に入居する高齢者の保護を最優先にしてきたと言うが、介護施設での死者数を見れば、それが事実でないことは明らかだ。ひっきりなしに繰り返された「家にいよう、ＮＨＳを守ろう、命を守ろう」というメッセージも、国民を守ることこそがイギリス政府最大の目的だと言っているように聞こえるが、それがようやく正式な政策になったのは、三月二三日、ボリス・ジョンソン首相が国民に家にいるように呼びかけたときのことだ。また、パンデミックに対する備えに関しては、イギリスこそが「海外諸国のお手本」だという主張まであった。だが、あんなにも多い死者数を見れば、それがまっかな嘘であることは明らかだ。

じつは私も、自分の発言を政府に都合よく利用されるというトラブルに巻き込まれた。四月一九日、サンデー・タイムズ紙の調査報道チーム「インサイト」は、「コロナウイルス：イギリスが大惨事にはまり込むまでの三八日間」と題した詳細な分析を発表した。この記事は、私が三月二五日に下院の科学・技術特別委員会で説明した内容、すなわち政府は二月と三月を何もせずに過ごし、パンデミックに備えるべき時間を空費したという内容をメインに取り上げ、「政府はパンデミックへの備えがまったくないにも関わらず、科学者たちの警告を無視し、コロナウイルスと戦う準備に利用できるはずだった五週間を無駄にした」と書いていた。

その週末、政府は長い反論を発表したが、そこにはこう書かれていた。

同日の一月二三日、ランセット誌の編集者は、メディアが「殺人ウイルス」や「恐怖の高まり」を声高に報じることで「不安を増大させている」として「注意」を呼びかけている。彼は「これまでにわかっている限り、新型コロナウイルスの感染力はそれほどでもなく、病原性も比較的低い。大げさな言葉でパニックを引き起こす必要はない」とも言っている。サンデー・タイムズ紙は、このウイルスがパンデミックをもたらすというコンセンサスが科学界にあったかのように書いているが、それはまったくの誤りだ。

政府のこの言い分は事実をとんでもなく捻じ曲げており、その図々しい悪質さは驚くばかりだ。一月二四日の私のツイートは、パニックを招きかねないどぎつい文言を使った新聞の見出しについてコメントしたものだ。公衆衛生戦略にとって、パニックは大敵だ。大事なことは、パニックをあおるのではなく、中国からのエビデンスを慎重に検討し、それがイギリスにどう影響するかを議論することだ、というのがツイートの主旨だった。

じつはその一月二四日の午後、私はランセット誌に初めて掲載されたCOVID－19の深刻な臨床症状に関する論文のリンクもツイートしている。続けて、同じ日に発表されたもう一つの論文で、人から人への感染を証明した論文のリンクを張ったツイートも投稿した。さらに次のツイートでは、武漢で進行していた事態を「世界規模の保健問題である新型コロナウイルスの流行」と言っている。翌日の一月二五日、私は集中治療のキャパシティについて問題を提起し、医療現場が緊急事態に襲われることは明らかなのに、なぜいまだにそれについての議論がないのかと疑問を投げかけている。「患者の三人に一人が集中治療室での治療を必要としている……これほど多くの急性期患者に対応できる能力を持つ国などほとんどない。それなのに、何も議論されていない」と。

一月二六日、私は「IHR（国際保健規則）緊急委員会を再度開催し、エビデンスを検証して国際的に懸念される公衆衛生上の緊急事態《PHEIC》の宣言について議論するべきだ。いまや事態は、緊急事態を宣言すべき状況へと近づいている」とツイートした。そして一月三〇日、WHOの事務局長はPHEICを宣言したのだ。つまり、国際的にもこのウイルスがパンデミックをもたらすという科学界のコンセンサスはあったのだ。政府はただ、それを無視したに過ぎない。

真実を操作する技術について論じたフランスの思想家、ジャック・エリュールは著書『プロパガンダ（*Propaganda*）』のなかで「究極のプロパガンダとは相手をこちら側に取り込むもの、少なくとも相手をそのプロパガンダの枠組みに引き込んで、利用できるものでなければいけない」と書いている。[1] 政府機関が発信する偽情報はまさに、彼のこの不穏な言葉を裏付けていた。五月一〇日、ボリス・ジョンソン首相はＣＯＶＩＤ－19について「われわれはその恐ろしさを完全にはわかっていなかった」と国民に向けて語った。彼のこの哀れな言い訳は今後、なぜ国民を守れなかったのかと追及されたときに政府が持ちだす言い訳の中心になるだろう。だがそれは否定できるし、当然、否定しなければならない言い訳だ。

＊

ＣＯＶＩＤ－19は単なる健康危機ではなく、もっとずっと質の悪いものだ。

パンデミックのピーク時、イギリス国民は毎晩、医学顧問や科学顧問がその日の政府の記者会見で発表したさまざまなグラフや数字を見せられていた。パンデミックは拡大傾向か、収束傾向かを示すグラフ、ＣＯＶＩＤ－19の新規感染者数、ＣＯＶＩＤ－19の入院患者数、入院中の重症者数。その日に病院で死亡したＣＯＶＩＤ－19の患者数、そして最後に登場するのが「世界の死者数の比較」とぞんざいに銘打たれたグラフだ。これは、死者数が増え続けたことでそれまでの自信が揺らぎ始めた政府の専門家たちが、五月にあれこれ調整を加えて出してきたものだった。

この緊急事態を乗り切る責任を負う政府の首脳たちは、この事態を「一世紀に一度の世界的な健康危機」と呼ぶ。だがそれは、少なくとも二つの点で誤りだ。第一に、今世紀の残りの期間に何が起きるかはまだわからないということ。この新型コロナウイルスによるパンデミックが今世紀最後でも、今世紀最悪でもない可能性は決して低くない。そしてもっと大事な二つ目は、この世界的な大惨事が単なる健康危機ではないということ。これは生命そのものを脅かす危機だ。近年、私たちは人類を全能と思い込む傾向にあった。人新世という概念は、人類の活動を今後の地球上の生命に最も大きな影響を与える要素と位置づける。じつは、最新の地質学時代であるこの人新世は、人類とは繊細な地球環境に害を与える存在であることを強調するものなのだが、皮肉にも人類が環境より優位にあることも認めてしまっている。そんな人間の思い上がりを浮き彫りにしたのが、今回のこの新型コロナウイルスだ。もちろん人類は、自分たちの生活様式が地球の持続可能性に影響を与えていることを自覚すべきだが、地球環境に影響を与えるのは人類だけではない。また、こんなにもやすやすと生命を破壊するウイルスを前にすれば、人類が最大の影響力を持つわけではないことも明らかだ。

もしこのパンデミックが、生命そのものを脅かす危機であるなら、これまでの暫定的な結論として、COVID－19が人間社会に与えた影響には何があるだろうか。

それを考えるヒントになるのが、パリで医学を学んだのち、公衆衛生と人類学の研究者となったディディエ・ファッサンの研究だ。ファッサンの出発点は、自分を取り巻く命は決して平等ではないという、誰もが持っている認識だ。すべての人間が平等ではないのなら、それぞれの命に社会が付与する価値とはいったい何だろうか。私たちが生きている社会は市場経済で回っているが、同時にモラル・エコノミー（道徳経済）でも回っている。モラル・エコノミーとは「生命…をとりまく情動と価値の生産、循環、割り当て、主張」が深く関わる経済だ。[2] では、ここでいう価値とは何だろうか。

この問いに答えるには「命は自然の現実であり、経験の現実」であることを受け入れなければならない。私たちはCOVID－19を生物学的な問題として捉え、治療し、予防する。しかしそれと同時に私たちはこのCOVID－19を、何百万人もの人生の物語に起こった事象としても捉えなければならない。そしてここで、病気が登場する。ファッサンは「病気」とは「生物学《バイオロジー》と人生の物語《バイオグラフィー》の接点だ」と書いている。さらに彼は、不平等を三つのパートに分けて考察する。

彼はまず、命の形態を特定する。彼の言う命の形態とは「世の中での在り方」だ。多くの人は日常的に不安を感じており、人はその不安から「自分の存在の基盤となっている理念のとおりには生きられない、現代民主主義の厳しい状況」に目を向ける。そういった人の命のはかなさや不確かさは普遍的な事実だが、同時にそれは個別の経験でもある。

次に彼は、生命の倫理を提示する。生物学的に病気に強く、「経験的にも」病気に耐える力がある人の命は正当性が上昇するが、特定の社会的環境（貧困など）にいる人の命は正当性が低下すると彼は言う。肉体的要素は政治的要素に優先するのだ。そして彼はこの倫理的傾向を、生物学的条件のみで決定される命の正当性、すなわち生物学的正当性《バイオレジティマシー》の一つと呼ぶ。命はたんなる肉体的な表現であり、その命をとりまく政治的状況が考慮されることはない。政治的な命――例えば不平等な立場に置かれた命――を擁護しようと世論が動くこともない。肉体的な命には正当性があるが、政治的な命に正当性はないのだ。だから新型コロナウイルスの影響を受けるのも、無防備な人、恵まれない人、そしてその存在が権力者から見えにくい人たちというわけだ。

　そして最後にファッサンが焦点を当てるのが命の政治学と人口の管理、そして政治が人間の命に与える影響だ。彼は、体制の異なる政府それぞれの行動が、人間の命にどう影響し、社会の不平等をどう強化するかについて考察し、「命の政治学」とは「つねに不平等の政治学だ」と書いている。

　では、ＣＯＶＩＤ－19の政治学について、私たちは何を語るべきなのか。私たちが語るべきは、この世に生まれ、ＣＯＶＩＤ－19で命を落とした人たちの人生の物語《バイオグラフィー》を明らかにすることこそが私たちの役割だ、ということではないだろうか。この病気を生物学的問題で片付けようとする動きに抗い、この病を社会的、政治的に分析することこそが私たちの役割だ。ＣＯＶＩＤ－19に苦しんだ人たちにとってこの病気がどんな意味を持ったのかを理解すること、そしてその理解を通じて私たちの世界観を変え、さらには世界そのものを変えることが私たちの役割だ。ファッサン自身も書いているように、「批判は、攻撃的であることと冷静であることのどちらか一方を選択する必要はない」のだ。

第六章　リスク社会を再検討する

監視されるべき人々が絶えず監視下に置かれていれば、施設の目的をより完全に達成できることは明らかだ。
ジェレミー・ベンサム
『パノプティコン　あるいは一望監視施設』（一七八七）

五月の初め、アメリカではCOVID－19への感染が確認された人が一〇〇万人を超え、死者も六万四〇〇〇人を上回ったが、このときトランプ大統領はすでに、その責任を誰になすりつけるべきかかわかっていた。そう、中国だ。アメリカはこれまで何十年もの年月をかけて中国と信頼関係を築いてきた。しかしトランプ政権はこの最も重要な戦略的ライバルとの関係を組織的に解消する計画に着手し、両国のビジネス上、財政上、科学上の関係を断ち切っていったのだ。トランプ大統領は、ウイルスが武漢の研究所から故意または、誤って流出した証拠探しを継続するよう情報機関に指示を出し、その証拠を自分も見たと主張した。しかし流出を裏付ける証拠は何一つ公開されず、信頼に値する機関はどこも彼の主張を取り合わなかった。

さらにアメリカ政府は情報戦を開始。中国への損害賠償請求や中国通信企業のアメリカ市場への参入阻止、中国への投資抑制といった脅しをかけはじめ、アメリカと中国という超大国の外交関係はいまだかつてないほど冷え込んだ。

こうしてトランプ大統領と習近平主席の関係が緊張すると、パンデミック対策の要となる他の機関にも影響が及んだ。その代表格がWHOだ。五月一日、ウイルスの発生源について言及したトランプ大統領は「世界保健機関は恥を知るべきだ、あれではまるで中国の広報担当だ」と発言。WHOは隠ぺい工作の共犯であり、WHOのせいで全世界がこの危機に巻き込まれたと非難した。

このように政治的ストレスや不信、疑念が高まったときは、とりあえず一歩下がり、現在の不安定な国際関係をもたらした原因と、この状況が世界の未来にどう影響するかを考えてみることが大切だ。

一九八六年に出版された『危険社会』のなかでウルリッヒ・ベックは、現代社会で豊かさが創出されれば、かならずそこには新たなリスクも生まれると述べている。たしかに、異常気象の危機から格差の拡大、サイバー攻撃から環境汚染、生物多様性の喪失から大量破壊兵器に至るまで、私たちはベックの主張が事実であることを日々痛感している。急速な発展を遂げる国の、無秩序に拡大する都市で出現した新たなウイルスも、やはりそのようなリスクの一つだ。ベックは、現代の世界が「再帰的」になってしまったこと、すなわち現在の人類が直面する問題の多くは、私たち自身が生み出したものだということを証明しようとした。

これまで、どの文化もどの社会発展段階も、さまざまなかたちで脅威に立ち向かってきたが、現代社会はリスクに対処することで「現代社会自体」に立ち向かっている。リスクはいまや人間の行動と不作為の現れであり、高度に発達した生産力の現れだ。つまり危険の源はもはや無知ではなく「知識」、自然を制御する能力の不足ではなくその完璧さ、人間の理解を越えたものではなく産業の時代が築いた規範と客観的制約のシステムなのだ。[1]

特にベックは「科学・技術的合理性」に批判的で、現代科学は「文明が産むリスクと脅威の増大」に対処できないと考えていた。だが彼は、その責任は個々の科学者ではなく、「リスクに対する科学の組織的、方法論的手法」にあるとし、「科学が文明のリスクに適切に対応することは、その性質上――過剰な専門化による分業化、方法論と理論の偏重、外部によって決定される自制――完全に不可能だ」と言っている。[2]

この彼の言葉は、西側世界が新型コロナウイルスのパンデミックにうまく対応できなかった理由を的確に言い当てているように見える。いま私たちが直面し、今後も直面しつづけるリスクは、新型のウイルスだけではない。リスクは、パンデミックの脅威を検討し、判断するために私たちが作ったシステム、すなわち科学に基づいて政策を決定するその体制自体にも組み込まれているのだ。

リスクに関する情報、そのリスクの想定範囲、考慮すべきエビデンスと排除すべきエビデンス、リスクを議論するメンバー、政治家に助言する際に活用する科学分野。このすべてが、イギリスの非常時科学諮問委員会（SAGE）と西側諸国の諸機関に共通する弱点だった。武漢で発生した脅威の危険度を予測した研究は一月の末に発表されていたが、SAGEはこれをまともに検討しなかった。危険だと言っても新株のインフルエンザ程度だろうと見くびり、よもやSARSに似た新たなウイルスになるとは考えもしなかったのだ。中国で状況を実際に経験している専門家に問い合わせもせず、中国のエビデンスをより的確に理解できたはずの集中治療医学や呼吸器学の専門家にも意見を聞かなかったのだ。

COVID-19の流行が拡大するうちに、感染リスクが必ずしも社会全体に平等に分布していないことも明らかになった。たとえばCOVID-19による死者を、社会経済的貧困レベル別に調査したイギリスの国家統計局のデータでは、人口十万人あたりの死亡者数はイングランドの最も貧しい地域が五五人、最も恵まれている地域が二五人と、貧しい地域の死者は恵まれている地域の二倍以上になっていた。経済格差が死者を増加させている、すなわちCOVID-19は、長年にわたる格差の拡大にさらに拍車をかけているのだ。

科学者の助言も、その助言を受けた政治家の対応も、社会の最も弱い立場にいる人々を守ることはできなかった。だが本来、大統領や首相たちが目を向けるべきはそういった層の人たちのはずだ。

また、国際的な対応についても考える必要がある。WHOはPHEICをすみやかに宣言したし、毎日の記者会見と状況報告のおかげで世界は絶えずパンデミックの進展情報を知ることができた。だが今振り返れば、WHOはもっと努力できたはずだし、そうすべきだったと思う。たとえばWHOはなぜ、PHEIC宣言の直後に加盟国を招集し、緊急のCOVID－19サミットを開かなかったのか。それをしていれば、世界的な対策をとりまとめ、エビデンスと経験を蓄積し、迅速かつ決定的な行動をとるよう各国に働きかけることができたはずだ。だがWHOは何もしなかった。世界のリーダーとしての役割を放棄し、COVID－19への対応を個々の国に任せてしまったのだ。

＊

二〇〇二―三年のSARSの流行は、新規および新興感染症の高度な監視体制の構築が急務だという教訓を世界に残した。当時は、SARSの感染拡大に関するニュースを全世界が監視していたため、本格的なパンデミックは回避することができたが、パンデミック寸前までいったことで、当時の世界の監視体制には深刻な弱点があることも明らかになった。二〇〇二―三年当時の監視体制は、新たな脅威を検知するようには設計されておらず、国家間の協力や協調もほぼ皆無だったのだ。将来的にパンデミックを防ぐためには、監視体制を強化し、継続的に監視を実施する必要があるのは明らかだった。

感染症予防を目的とし、すべての国に対して法的拘束力を持つ国際保健規則（ＩＨＲ）は、人間社会が作り出す新たな感染症のリスクをコントロールするためのものだ。この規則が〈国際衛生規則〉という名で一九五一年五月に制定された当時、対象とされた感染症はペスト、コレラ、チフス、回帰熱、天然痘、黄熱の六疾病だけだった。

その後、一九七九年に国際保健規則（ＩＨＲ）へと名前が変わったこの規則は、六つの疾病の流行が発生した場合は必ずＷＨＯに報告するよう各国に義務付けた。しかし二〇〇二―三年のＳＡＲＳの流行時、ＩＨＲは世界の健康に関する安全保障を守ることができなかった。そこで二〇〇五年、国際的な監視と安全保障を強化するためにＩＨＲは大幅に改正され、人間に大きな被害を与える（または被害を与える可能性のある）新たな疾病や医学的症状を発見したら、すべて報告するよう各国に義務付けた。つまりＰＨＥＩＣにつながりかねない事象を検知し、分析し、報告する責任を、それぞれの国が負うことになったのだ。

また、二〇〇五年に改正されたＩＨＲによってＷＨＯの力も拡大し、ＷＨＯは世界的な監視活動を調整する責任者となった。さらにＷＨＯには、ＰＨＥＩＣ、すなわち国際的に懸念される公衆衛生上の緊急事態が起こっているか否かを判断する権限も与えられ、健康上の緊急事態での対策や、対策導入のための財政出動についても各国に助言できるようになった。ＩＨＲは世界に対し、経済よりも世界の健康が優り、国の主権よりグローバルなガバナンスが優る、というメッセージを送ったのだ。

さらにIHRはWHOの加盟国に対し、重大な健康危機に対応する「コア・キャパシティ」の開発を義務付けた。このコア・キャパシティには、研究所のネットワークや訓練を受けた保健医療人材、監視システム、応答体制、医療の準備態勢、リスク・コミュニケーション、調整手順、法律、政策決定などが含まれる。言い換えればそれぞれの国が、新たな健康上のリスクの発生を検知し、評価し、報告、対応する能力を備える責任を負うことになったのだ。また、IHRが規定する世界的な健康安全保障の枠組みは、WHOがCOVID-19を国際的な健康危機と呼ぶうえでも極めて重要だった。

しかし、社会の監視を強めるということは、私たちのプライバシーや自由が脅かされるという心配にもつながり、英国最高裁判所の元裁判官、サンプション卿が言ったように「一瞬にして警察国家へ滑り落ちていく」のではという懸念も生まれる。

では監視の強化は、本当に私たちの自由を危険にさらすのだろうか。四月、フィナンシャルタイムズ紙は、コロナウイルス・アプリの登場は社会の緩やかな監視国家化を意味するか、と問う記事を掲載した。当時、アップルとグーグルは共同で、COVID-19の感染者と接触したことを知らせる無線ベースの接触者追跡システムを開発していた。新規感染者を発見し、接触者を追跡し、隔離を積極的に進めること、それは新型コロナウイルスの次の波を防ぐのには不可欠な公衆衛生対策だ。しかしフィナンシャルタイムズ紙が指摘するように、デジタル監視は私たちの社会がいまだかつて経験したことのない規模のプライバシー侵害になる可能性もある。

だがこれまでのところ、人々はこれについてそれほど気にしていないように見える。各国政府も、いつもなら政府に非協力的で批判的な国民が、これをすんなり受け入れていることに驚いている。彼ら、すなわちロックダウン下にある現在の私たちは、政府からの外出自粛要請を積極的に守っている。この調子なら、今後、私たちの日常生活が監視されるようになっても、やはりおとなしく受け入れてしまうだろう。

アップルとグーグルは、電子監視システムの利用は任意であり、匿名性も確保されると約束している。だがもしその監視体制に街角の監視カメラや、クレジットカードの利用履歴、携帯電話の使用履歴が含まれるようになり、オフィスや公共の建物、娯楽施設に入る際に健康ＱＲコードの読み取りが義務付けられるようになれば、人々は本当にプライバシーは守られるのかと疑問に思うようになるだろう。さらに、働く際のデジタル監視で個人のＣＯＶＩＤ－19の感染情報まで求められるようになれば、「免疫パスポート」の導入まではあと一歩だ。免疫パスポートは、パンデミック問題の解決策として極めて合理的なアイデアに思える。そのようなパスポートがあれば、あなたはいつもどおりの生活を送れるし、他の人たちも自分やあなたの身の安全を心配せずにすむ。

しかし免疫パスポートは、免疫を持たない人への差別にもつながる。社会は分断され、免疫を持たない人たちは公衆衛生にとって危険な存在とみなされる可能性もある。また、免疫パスポートの導入は、命にもかかわる深刻な病気への感染を奨励することにもなりかねない。それならばむしろワクチン開発を加速し、ワクチン証明書を出すことを考えたほうがずっとましだ。ワクチン証明書なら、感染を奨励するのではなく、ワクチン接種への動機づけになるからだ。

将来訪れるパンデミックを防ぐうえで、新興感染症に対する監視の強化は非常に重要だ。今後数年のうちに私たちはそのような監視の強化を目にすることになりそうだが、その重要性についてはあらかじめ理解しておく必要がある。ミシェル・フーコーは一九七五年の著書『監獄の誕生――監視と処罰（*Surveiller et punir, Naissnce de la prison*）』でジェレミー・ベンサムのパノプティコンのアイデアを引用し、社会は今後「規律社会」へ向かっていくと語っている。

もともとパノプティコンとは、新しいタイプの監獄の建築プランだった。[3] 円形の建物の中央には監視施設があり、それをぐるりと取り巻くように監房が配置された監獄だ。監視者は遍在し、囚人から見られることなく監視を行い、囚人は監視者の姿こそ見えないものの自身が常に監視下にあることを感じるように作られている。ベンサムは自らが考案したパノプティコンを「精神を精神で支配する新たな手法」と呼び、救貧院や工場、精神病院、病院、学校、感染症病院（疫病患者の隔離所）に応用できるとしていた。

功利主義の創始者であるベンサムは、人は苦痛と快楽によって支配されると考えていた。功利とは「利益や優位性、快楽、善、幸福を作りだす……あるいは……当事者に損害や苦痛、邪悪や不幸が降りかからないようにする」性質のことだ。その功利を第一に考える功利主義をより深く社会に組み込む方法の一つ、それがパノプティコンだ。住民全員を対象とした完全な監視、それは究極のパノプティコンであり、規律社会の完成形だ。だとすればコロナウイルス・アプリは、私たちがベンサムの理想へ、そしてフーコーの悪夢へと向かっていくスピードをさらに加速させるのかもしれない。

この現代のパノプティコンを実現するうえで極めて重要な役割を果たすのがＩＨＲだ。ＩＨＲは、監視の遍在、すなわち監視はいたるところで行われるという概念とその実践を社会に広める。またＩＨＲは、監視はするが干渉は最低限に抑えるとする政府の主張を体現し、デメリットよりメリットのほうが大きいという理由で永久的な監視を正当化する。まさにＩＨＲは、公共の利益重視の典型に見える。

しかしこの監視装置には、何かもっと邪悪なものが潜んではいないだろうか。フーコーは、規律社会への関心（と懸念）を、「生政治」――生の政治――という概念を用いて論じ、「人口集団を構成する生者の総体に特徴的な現象、すなわち健康、衛生、出生率、寿命、人種が政府の活動にもたらす諸問題……の重要性は一九世紀より増していき、政治的、経済的課題となってきた」と語っている。[4]

そこで持ち上がるのが、では政府はどうやって国民を規制し、管理し、コントロールするのかという問題だ。答えは「国家による生物学的支配」と「身体、特に個人の身体を支配する技術の登場」だ。フーコーは「生身の人間の集合体である人口を扱う生政治は、人口を政治問題として扱い、科学的で政治的な問題として、生物学的問題として、そして権力の問題として扱う」と書いている。[5]そしてこの人口の「問題」を解決するのが、「国家による生物学的規制」だった。

では、将来のパンデミックのリスク軽減を目的とした監視の強化——生政治学的な規律社会——と、私たちが今、あたりまえに享受している自由の保護の折り合いはどうつければいいのだろう。そもそも、監視の強化とプライバシーの権利は対立するものなのだろうか。このパンデミックの時代、政府が国民の行動規制を強化する規律社会は避けられないのだろうか。皮肉なことに「情事の秘密は守ります、と接触追跡者は語る」という見出しが新聞に躍ったその日、イギリスの著名な感染症学者、ニール・ファーガソン教授は、外出禁止令の発令中に既婚の愛人女性と密会していたことが発覚し、SAGEを辞任した。

それでもなんとかして、私たちは自由と監視の折り合いをつけなければならない。それは現在、西側社会が直面する最も重要な公共政策課題だ。

そこに簡単な答えはない。COVID-19によって国は生まれ変わった。今後はさまざまな分野

——国有セクターの経済再建から社会保障の拡大、強靭な医療システムの構築からデジタル通信の変革、救済事業から科学投資へのテコ入れまで——で、国がこれまで以上に大きな役割を果たすことになるだろう。そして国家が国民の要請にこたえてその範囲を拡げていけば、人類共通の安全保障という名の下で個人の権利が制限されるリスクも上がる。そして私たちは、生政治的市民へと姿を変えていくのだ。

だが、たとえ国家が私たちの生活に闖入してきても、すなわち社会がパノプティコン化しても、それが合意に基づいた方針や基準、価値観に沿ったものであれば、私は恐ろしいとは思わない。ただし、そのためにはまず政府が、いくつかの原則を守る必要がある。第一は、普遍性と不可譲性、つまりプライバシーの保護は例外なくすべての人に適用さなければならないという原則。二つ目は不可分性、すなわち私たちの権利は相互依存的権利であり、保証される権利と保障されない権利を政府が決めることはできないという原則。三つ目は、人間は尊厳のある平等な存在である、という平等と無差別性の原則だ。そして、ある意味一番重要とも言えるのが四つ目の透明性の原則で、政府は情報とその意思決定を公にしなければならないということを指す。ＣＯＶＩＤ－19の対応で生じた多くの失敗は、この透明性に端を発していた。

では、ＣＯＶＩＤ－19の流行が終息したあとも、私たちは高度な監視社会や統制社会を受け入れ、従わなければならないのだろうか。私はそうは思わない。むしろ私たちがめざすべきは、警戒を怠らない国家や社会をつくることだろう。警戒を怠らない国家、それは私たちにとって最も重要な政治的、社会的権利を保護しながら、新たに出現するリスクを政府と国民が協力して特定し、監視し、対応する国家だ。

警戒しつづけること、それが大切な自由を守るための代償だ。危機が起き、被害が生じ、対策を講じたのち自己満足に浸り、その結果警戒がおろそかになってふたたび無防備な状態に戻る、という二〇〇二—三年のSARSのときのようなサイクルを、私たちはもう繰り返すわけにはいかない。

＊

だが、この警戒を怠らない国家、警戒を怠らない社会の幕開けについて議論するには、ひとつ困ったことがある。それは、すべてが不確実性に基づいているという点だ。

COVID‐19の流行が始まった当時、私たちが驚いたのは、ごく単純な疑問にさえ確実な答えがないことだった。この新しいウイルスの発生源はどこなのか（武漢で大流行する前からこのウイルスが存在していたというエビデンスはある）。なぜ男性のほうが女性より感染しやすいのか。なぜ黒人や少数民族のリスクが高いのか。なぜ介護施設の入所者が感染しやすいのか。市中や公共交通機関、スーパーマーケットで列に並ぶときは、他者との距離をどのくらいとれば安全なのか。マスクの着用は、感染から自分の身を守るためなのか、それとも感染者が他者を感染させないための利他的行為なのか。学校は休業すべきなのか、それとも子供の重症化率は低いから登校させるべきなのか。政府は外国からのウイルス侵入を防ぐために国境を閉鎖すべきなのか、それともすでに市中感染が拡大しているから、外国からウイルスが侵入してもリスクが上がることはないのか。感染したら、感染者に免疫はつくのか、もしついたとしてその免疫はどのぐらい持続するのか。ＢＣＧの予防接種はＣＯＶＩＤ－19の感染を防ぐのか。マラリアの治療薬として広く使われているヒドロキシクロロキンは、新型コロナウイルスの治療に効果があるのか。そもそもロックダウンは必要だったのか。個人の衛生意識を徹底させ、人と人との距離を確保し、集中的な検査、接触者追跡、隔離を慎重かつ徹底的に実施すれば、パンデミックは制御できるのか。

当初は、このような疑問に対する正確で決定的な答えがなく、多くの助言はエビデンスもなしに、あるいは不完全なエビデンスに基づいて行われていた。だが今後も疑問は出てくるはずだ。子どものなかには、感染後に希少疾患である川崎病に似た疾患――新型コロナウイルス関連小児多臓器系炎症性症候群（ＰＩＭＳ-ＴＳ）――を発症するケースもあるが、その理由も、それが長期的にどのような影響をもたらすのかもわからない。また、肥満の人々の重症化リスクは高いが、やはりその理由はわからない。太り過ぎの人々を守るために、いったい何ができるのかもわからない。

あまりにもわからないことが多かったために、臨床医や政治家たちはリスクの管理に非常に苦労した。またこういった不確定要素は、ロックダウンの出口戦略づくりも難しくした。このような謎も、研究が進めば徐々に明らかになっていくだろうが、平時であっても、紛争時や危機的状況下であっても、人口の（生）政治学的管理にはつねに不確実性がついてまわる。だからこそ、警戒を怠らない国家における政府の対策では、権利の保護がよりいっそう重要になるのだ。

＊

最後に触れておきたい点を二点挙げておこう。全世界で実施されたロックダウンは、特定のリスクを低下させたが、その結果上がってしまったリスクもある。たとえばロックダウンの期間中、家庭内暴力と児童虐待のリスクは大幅に上昇した。国際連合人口基金の推定では、パンデミック関連の規制によって家庭内暴力は少なくとも一五〇〇万件増えたといい、同基金の事務局長、ナタリア・カネムは、ロックダウンが女性たちに与えた影響は「悲惨そのもの」と語っている。イギリスでも、児童虐待の件数が二〇パーセント増えたことに懸念が高まっている。

また、低所得および中所得の国々の保健システムや保健サービスの崩壊はとりわけ深刻な結果をもたらすと見られている。ジョンズ・ホプキンス・ブルームバーグ公衆衛生大学院のティモシー・ロバートンのグループの試算によれば、感染拡大防止を目的としたロックダウンにより、世界で最も貧しい一一八の国で、少なくとも五歳以下の子どもがさらに二五万三〇〇〇人、妊産婦がさらに一万二二〇〇人、命を落とすという。[6]だが、彼らが予測する最悪のケースの悲惨さはまさに想像を絶するもので、さらに一二〇万人の子どもと五万六七〇〇人の妊産婦が死亡するとされている。

ロックダウンが広い範囲に経済的、人的損失を及ぼすのは誰の目にも明らかだ。イギリスではイングランド銀行が、過去三〇〇年で最悪の不況と失業率の急激な上昇を予測し、速やかな回復は見込めないとしている。もうこれ以上、経済を長期的に止めておくことは不可能だ。

だが逆説的ではあるが、ロックダウンには予想外のメリットもあった。交通事故件数が減り、大気汚染も改善、温室効果ガスの排出量も減少したのだ。これらのリスクが低下したことにより、何万人もの死が回避されたという推定もある。

では社会は、このような損失や利益のバランスをどうとればいいのだろうか。どうすれば、生じたメリットを維持しながら、損失を軽減していくことができるのだろうか。

COVID-19の影響について最初にまともに論じたのはスロベニアの哲学者スラヴォイ・ジジェクだと思うが、彼はCOVID-19により、「代替社会」が出現するかもしれないと予測している。[7]ジジェクは、パンデミックが人間を賢くすると言っているわけではないが、たしかに「どのような悲惨な事態でも、予想外の良い結果を生むことはある」という彼の説は正しい。各国政府の対策により私たちは皆、共産主義者になった、と彼は語る。ジジェクが言う共産主義者とは、ソ連の共産主義者とは別物で、社会の問題を解決するために「市場原理を打ち捨て」、「新たな蛮行」を回避する、「地域や世界が連帯する新たなかたち」の体現者としての共産主義者だ。しかし、COVID－19は「政府の本質的な無能さ」を暴き、政府への「信頼を崩壊」させたとする彼の結論は、とても人間性復活の先触れのようには聞こえない。

ウルリック・ベックは、リスク社会がもたらすジレンマに対処するには自己批判の文化をもっと強化せよと語っている。

医学が医学に異を唱え、原子物理学が原子物理学に異を唱え、情報技術が情報技術に異を唱えたとき初めて、試験管内で生まれたその未来は外の世界の人々に理解され、評価されるものとなる。あらゆる形の自己批判を可能にすること、それは危険なことではない。むしろそれは、いつかこの世界を破壊しかねない過ちを事前に見つける「唯一の方法」なのだ[8]

地震学者のルーシー・ジョーンズも著書『ザ・ビッグ・ワンズ（*The Big Ones*）』で、「科学は、その実践者が反対意見を自由に表明できるときにのみ機能する」と述べている。私たちに必要なのは、私たちの現在と未来について議論すること、すなわち私たちがどのような人間になり、どのような社会に生きたいか、そして私たちが互いにどのような義務を負っているのかを、十分な情報に基づいてしっかり議論する（そして批判する）ことなのだ。

しかし、活発な自己批判に対して抵抗の声が上がることも少なくない。イギリスでパンデミックが最初のピークを迎えたとき、ヨーロッパ諸国の対策と比べて英国の対策は不十分だという批判が出たが、そのときイングランドの主席医務官、クリス・ホウィッティ教授は次のように主張した。

教訓を学ぶには、それに適した時期というものがあり、何かが起こっている最中にそんなことをする人間はいない。今はまだ、流行の終息には程遠い。とりあえず最初の段階は通過したが、世界各国にとってこの先の道のりはまだまだ長い。だからまだ、この戦いの勝者や敗者を語るべきではない……事態が収束した後の適切な時期に、それまでの対策を評価することは絶対に必要だが、現在はまだそれをする段階ではない。

まだ今は、何が成功し、何が失敗したかを振り返る時期ではない。これこそが、パンデミックが拡大するなか、政府側の科学者や政治家たちが繰り返してきたセリフだ。

実際、医学界の私の知り合いのなかには、あえて声を上げてイギリス政府の対策に意見（実際には批判）をしたら、余計なことは言うなと「圧力」をかけられたという人も多い。そうやって圧力をかける人々はおそらく、政府からの研究助成金が止められたり、権威のある地位や委員会から外されたりするのを恐れたのだろう。だが、批判した人々は手柄をたてたかったわけでも、個人の責任を追及したかったわけでもない。ただ単に、政府は自ら下した決定の責任をとるべきだと考えたまでだ。世界の保健を研究するある教授は、批判の声を上げたら、所属する研究所から黙っているよう圧力をかけられたという。彼は「なぜ、学者が自由にものを言えないのかまったく理解できない。言論の自由はいったいどこに行ったんだ。いまや、お偉いさんたちの多くがだんまりを決め込んでいる。何千人もの患者が死んでいるというのに」と憤慨していた。

たぶん私たちは、考え方を変えなければいけないのだ。昨今の世の中では、楽観主義者が賛美され、悲観論者は非難されがちだ。たしかに誰だって暗いことばかりを言う人の言葉に耳を傾けたいとは思わない。つねに景気のいい明るい話をし、世界を肯定的にとらえ、やればできるという姿勢でことにあたり、熱狂的で恐れを知らず、人類共通の問題は必ず解決できると信じている人のほうが好かれるに決まっている。そういう楽観主義者たちは言う。私たちはウイルスをやっつける新薬をつくることができる、未来の感染症から人類を守る新たなワクチンも作ることができる、パンデミックの脅威は撲滅することができる、と。まあ、その可能性もゼロではないだろう。

けれどそんな楽観主義が、私たちの目を曇らせることもある。私たちに万能感や過剰な自信を植え付け、謙虚に、そして慎重に受け入れて理解し、対応しなければならない本物の危機を見えなくしてしまうのだ。人間というものはどうしても楽観主義に偏った考え方をする傾向があり、人生には必ずいいことが起こると思い込みがちだ。

一九二三年にフランスに移住したルーマニア生まれのユダヤ人、バンジャマン・フォンダーヌ(一八九八 - 一九四四)は一九四四年にアウシュヴィッツに移送され、その翌年、侵攻してきたソ連軍がアウシュヴィッツを解放するわずか二週間前に殺された。彼が書き残した断片的な文章には、過剰な合理主義は人類が直面する災難の解決策にならないのではないか、という疑問が記されている。

四世紀にわたってヒューマニズムを追求し、科学を神格化した結果が最悪の恐怖の再来であるのなら……おそらくその罪はヒューマニズム自体にあるのだろう。なぜならヒューマニズムには悲観的視点があまりにも乏しく、人間とは別の神聖な知性に期待をかけすぎてきたからだ。また、人間を現実の人間として扱わずに天使のごとく扱ってきたことで、結局けだもの以下の存在にしてしまった。[9]

世界の問題にはもっと悲観的な視点で対処せよ、といってもそれが次のパンデミックを回避するうえで有効な手段には聞こえないかもしれない。けれど、私たちのために助言を行い、決断を下す科学者や政治家たちがもう少し悲観的な視点で予想し、政策を決定していたら、全世界の何十万人ものが死なずにすんだはずだ。悲観主義は必ずしも、より良い未来への希望を断ち切るものではない。希望とは、人生に特定の結果を望む感情だ。そのような希望を守り、実現へと近づけるには、起こりうる最悪の事態からも目をそらさずに向き合うことが重要なのだ。

第七章　次のパンデミックに備えて

忌まわしい死を受け入れるか、あるいは精神と同様に肉体も大切にするかを国家が選択するときが訪れた。政府が、人類の理性的な発展と同様に物質を受け入れ、国民の知性だけでなく彼らの衣服や食事、運動、肉体にも関心を寄せるときが訪れたのだ。

ミシェル・シュヴァリエ（一八三二）

フランソワ・デラポルトが引用『病と文明』（一九八六）

ＣＯＶＩＤ－19は分断された世界を一つにしたのち、さらにその分断を進めてしまった。国際社会は、パンデミックが最悪の結果とならないよう一丸となって対策をとることができなかったのだ。国連のアントニオ・グテーレス事務局長の言葉どおり、ＣＯＶＩＤ－19は「津波のような憎悪と外国人嫌悪、責任のなすりつけに流言飛語」を引き起こした。私たちは今、政治的、経済的、社会的不安に満ちた前代未聞の時代を生きているのだ。

ＣＯＶＩＤ－19の原因である新型コロナウイルスは消えることなく、今後も長いあいだ存在しつづけるだろう。私たちにできるのはせいぜい、このウイルスと平和に共存することぐらいだ。今後、何万人もの犠牲者を出した国々では、公式な調査が行われ、国際的にも、このパンデミックの発生源や、拡大の経緯とその結果について調査が行われるだろう。多くの提言がなされ、そのうちのいくつかは実行もされずに忘れ去られていく。そして二〇二〇年のCOVID–19をきっかけに、現代社会の一番の課題は健康問題だという新たな認識が高まるはずだ。

だとすれば、災害は社会や政治に予想外の大きな変化をもたらすこともある、と言ったスラヴォイ・ジジェクは正しかったことになる。以下は、次のパンデミックで破滅的な被害を受けないために、社会がやっておくべきことだ。

国内的には、各国は科学政策を決定する際の制度を見直す必要がある。すなわち、より広い分野の専門家を集め、高い透明性と自己批判性を持ってリスクを評価し、判定する仕組みを作るのだ。そうすることによって政府に提供される情報の質は上がり、決定的な対策を速やかに実施することができる。また、新しい疾患が突然出現しても、そのインパクトを受け止めることができる、弾力性に富んだ保健制度の構築も重要だ。さらに、医療と公的介護は一つの医療システムに統合し、エッセンシャルワーカーには敬意（および報酬）を払うこと。また、不平等の解消を政治的優先事項とし、それを社会に広く知らしめることも重要だ。二〇一三年、イギリスのボリス・ジョンソン首相（当時はロンドン市長）は、「不平等は、社会が発展していくうえで不可欠だ」と語った。「羨望の精神」こそが「経済活動の活発化に拍車をかける」というのだ。しかし、そのような考え方はもはや許されない。政府は不平等を全身全霊で非難しなければならない。さらに各国は、食用の動物を生きたまま扱う市場の閉鎖も始めなければいけない。

国際的には、パンデミック対策を世界規模で主導、調整できる唯一の国際機関であるWHOの強化と改革を加盟国が協力して進めていくことが重要だ。また、新興感染症への警戒を強化するためにも、各国は保健を単なる国内問題ではなく、国の安全保障の基盤である外交課題とみなさなければならない。さらに個人の健康安全は、世界の健康安全保障にとって不可欠であるため、すべての国が国民皆保険制度の実現というゴールに向けて前進できるよう、各国が力を合わせる必要がある。国際協力を通じてデータを共有し、偽情報の拡散を防ぐことも大切だ。こういった努力を進めるうちに、各国は徐々にIHRの厳格な要件を満たす力をつけていくはずだ。

しかし、ヒューマン・セキュリティ（人間の安全保障）の強化につながるこのような重要で具体的な進歩――社会に絶大な恩恵をもたらす進歩――だけでなく、大きな変化は人類が歩む軌跡にも起こるはずだ。インドの作家、アルダティ・ロイはCOVID－19を「一つの世界とその次の世界をつなぐ扉であり、通路」と表現している。[1]では、「その次の世界」とはいったいどんな世界なのだろう。

COVID－19によって世界が変わる

COVID－19は、各国の致命的な弱点を暴き出した。今回の経済的損害――企業の破綻、失業率の上昇、成長率の低下――は、今後何十年にもわたって人々の未来を脅かし、警戒を怠らない国家や社会がニューノーマルとなるだろう。その事実を私たちは受け入れなければならない。今回のパンデミックによって私たちは、文明とコミュニティの健康――地球の健康と言ってもいいだろう――を守り、強化することがいかに大切かを思い知った。博物館には古代の人々の遺物が無数にあるが、その古代の人々も当時は、自分たちの社会はびくとも揺るがない安定した社会だと信じていたはずだ。私たちの文明の脆弱さは、COVID－19によって浮き彫りになった。したがって今後は、安定した持続可能な社会を作るうえで不可欠な政治的要素、そして経済的、社会的、技術的、環境的要素が、政治上の最重要課題になっていくはずだ。進歩の概念は再定義され、逆行もまた可能性の一つになっていく。イングランド銀行のチーフエコノミストは、社会はこれまで反循環的安定化装置としての社会資本の重要性を軽んじてきたと語る。[2]だが今後は、政策決定者たちも社会資本の強化にもっと注意を向けるようになるはずだ。

COVID－19によって政府が変わる　今回のことで政治家たちは、パンデミックが単なる健康危機ではなく、最高の政治レベルでのリーダーシップが求められる一大政治危機なのだと理解した。また、大統領や首相たちも、国民の命や生活を守る責任を痛感し――自ら感染したことで、それを実感したものもいた――、社会問題の解決を市場に任せているだけでは不十分だと気がついた。今後、政党や官公庁はより多くの科学者を採用するようになり、国を統治するには、科学のリテラシーが必須条件になるはずだ。各国の政府は、地域においても、世界においても、統率力や調整力を発揮するより良い手段を見つけなければならなくなる。また、社会秩序を保つには国民からの信頼が重要だということもわかるはずだ。アメリカ政府もいずれは新たな国際協力システムに再び参加するだろうが、ドナルド・トランプが大統領のあいだは無理だろう。

COVID-19によって人々も変わる　市民はより強固な保健医療サービスと公衆衛生システムを求めるようになり、期待値も上がる。私たちは、国家の再生を受け入れる。健康は人々の一大関心事となるが、一方では恐怖の源になる可能性もあり、自らの健康や次のパンデミックに対する不安から、社会体制を巡る議論が巻き起こる。人々はもう、病気を肉体の病とはとらえず、病気は社会の病と考えるようになる。社会保障システムの強化、特に弱者に対する社会保障の強化を求める声も高まるだろう。さらにコミュニティという概念も再評価される。そして私たちは、自由を取り戻すための代償として、感染——そして死——のリスクを受け入れるようになる。

COVID-19によって、医学も変わる　人間の健康と動物の健康は複雑に結びついているという概念「ワン・ヘルス」が、新たな最優先事項となる。また、医療従事者や医療施設の発言力が大きくなり、より多くの医療従事者が採用され、教育を受けるようになる。公衆衛生システムは強化され、医療従事者の福祉への取り組みも本格化する。医療従事者たちからの政治家への要求はより強くなり、政治上の意思決定に自分たちの意見を反映するよう求める声が高まる。介護施設で暮らす高齢者、黒人やマイノリティのコミュニティ、移民や難民、貧困層といった人々の健康にも、多くの注意が払われるようになる。医療を提供する手段、特に初期診療はデジタル技術によって大きく様変わりする。医学（特に公衆衛生）分野への投資は増強される。

COVID－19によって科学が変わる 研究のスピードが上がり、研究は臨床診療に完全に統合される。COVID－19は、パンデミックの嵐の中でも科学研究――特に臨床試験――が可能なことを実証した。研究が進み、COVID－19の治療や予防に役立つ新たな薬剤やワクチンも導入される。レムデシビルはすでにアメリカ食品医薬品局から緊急承認を受けており、他の抗ウイルス薬も研究が続いている。ワクチンは初期の臨床研究段階に入っている。治療やワクチンを巡ってナショナリズムが高まるリスクは深刻なものとなるが、新たな医療技術への公平なアクセス手段も見つかるだろう。COVID－19の科学で指針となる倫理原則は公平性であり、科学研究の成果を享受する機会は世界中の人々に公平に与えられなければならない。政治的な意思決定を下す際には、エビデンスが現在よりはるかに大きな重要性を持つようになり、エビデンスの透明性は例外ではなくむしろ標準となる。また、新たな知識分野も生まれる。

そして私たち一人ひとりが、COVID－19について自分自身の見解と解釈を持つようになる。

心配なのは、私たちの世代の政治指導者たちが、このチャンスをつかめないのではないかという点だ。残念ながら現在のところ、自国の利益だけではなく、世界のために行動しようとする指導者が出てくる兆しはほとんどない。一方で、非情で内向きのナショナリズムの出現を知らせるエビデンスは無数にある。世界がもしその道をたどるなら、今後訪れるパンデミックが最悪の事態となるのを食い止めることはほぼ不可能だ。

また、COVID－19が出現する前に私たちが議論していた将来に関わる多くの問題――貧困、栄養不良、教育を受ける機会の欠如、男女の不平等（そしてより広い意味での不平等）、気候非常事態、海洋汚染、戦争や紛争――も懸念材料だ。ここに列記した懸念事項を見て、どこかで見たことがあると思う人もいるだろう。じつはこれは、持続可能な開発目標（SDGs）にも含まれている課題だ。SDGsは、すべての国が支持する政治的目標で、二〇三〇年が実現の期限となっている。SDGsとは、私たちが子どもたちと結んだ約束であり、世代間の平等を確保するための目標だ。したがって、人類の持続可能な発展というこの目標の達成に向けた私たちの歩みを、COVID－19を理由に止めてはいけない。いや少なくともその歩みを緩めすぎてはならない。

COVID－19によって、アメリカが国際問題への関心をさらに失うことも心配だが（世界がSDGsを達成するには、アメリカ政府の積極的な関与が不可欠だ）、同時に、中国に対する嫌悪感が高まることも心配だ。COVID－19がもたらした中国人へのあからさまな人種差別はまったくの誤りであり、不幸なことだ。現在、私たちは人間社会としていくつかの大きな問題に直面しているが、それを解決するうえで中国は重要な役割を果たせる国だ。中国の科学力や革新力、そして協力したいと望む善意の人々の思い――それが中国の医療分野や医学界で育っていくのを、私はこの二〇年間目にしてきた――は歓迎され、公共の利益のために役立てられるべきだ。中国と国際社会の絆が強まれば、各国共通の規範を作ることもできる。中国と世界の国々が価値観と行動を共有できるようになったのは、二〇〇二―三年のSARS対策の成功がもたらした成果の一つだった。だからもし今回、COVID‐19の対応を誤れば、私たちは大きなチャンスを逃すことになり、各国の孤立は新たな段階に突入することになる。

また、私たちがショックに慣れてしまわないかも心配だ。一九四七年、アルベール・カミュはペストと戦う医師たちに「あなたたちは絶対に、絶対にこの光景に慣れてしまってはいけません。こんなふうに通りで人々がハエのように死んでいく姿、アテネでこの病にペストという名前がついて以来ずっと続いてきたこの光景に慣れてしまってはいけません」と訴えている。[3]私たちは政府の無能さや、権力の腐敗、エリートたちの共謀に対する恐怖と嫌悪の感覚を持ちつづけ、その感覚に従って行動する覚悟を持たなければいけない。

恐怖が、社会の新たな組織化原理になるのでは、という心配もある。他者と距離をとることが人間関係の標準になれば、やがて信頼関係は崩壊していく。バスや電車の座席でも人との距離ができるだろう。映画館や劇場は観客数が減り、おそらく人々を感動させる力も弱まっていく。バーやレストランも、客のグループごとに距離をとるよう求めるようになる。ノルウェーの作家、ラース・スヴェンセンは「恐怖が、私たちの文化全体の基本的特徴になってしまった」と語っている。[4]ではもし私たちが、善を奨励するより、悪を減じることを好む社会を作ったらどうなるだろうか。スヴェンセンは恐怖と不確実性は密接な関係にあると指摘する。だが先にも説明したように、私たちの未来は不確実性の上に成り立つのだ。だからもし私たちが、不確実性の恐怖に呑み込まれることを自らに許してしまえば、生きていくための負担は、受け入れがたいほど大きくなってしまうだろう。

　そして私は、私たちが忘れてしまうことを心配している。二〇〇二—三年に起きたＳＡＲＳの流行とその教訓を忘れたように、ＣＯＶＩＤ－19のことも忘れるのではないか、と。世界中で三〇万人以上の命を奪ったＣＯＶＩＤ－19は人類の物語における大事件だ。もちろん家族は、亡くなった人のことを忘れない。けれど私が言っているのは家族だけの話ではない。国際社会として、私たちは今回のパンデミックを覚えておく責任があるのではないだろうか。個人の思い出の集積としてだけでなく、国際社会が共有する記憶として、覚えておくべきだと私は思う。なぜなら、この共通の記憶こそが亡くなった人たちに対する私たちの責任だからだ。そして、悲劇を二度と繰り返さないためになすべきことを、再度心に刻み付けなければいけないからだ。その形が、記念碑でも、追悼行事や地域の施設でもかまわない。そういった共通の記憶を構築することこそが重要なのだ。なぜなら、イスラエルの哲学者、アヴィシャイ・マルガリートが指摘したように、「記憶を適切な形で共有することが、国を作る力となる」からだ。[5]

ＣＯＶＩＤ－19は、私たちの社会の倫理的基盤を考え直す契機となった。このウイルスは、あまりにも多くの命を奪っていった。だから私たちはもう、何事もなかったかのように元の世界に戻ることはできない。失われた多くの命のためにも、私たちはこれまでとは違う生き方をしなければならないのだ。私たちが今直面しているのは、とてつもない規模の政治的苦境だけではない。私たちは倫理的な課題にも直面しているのだ。

資本主義にはいいところがたくさんある。しかし、この四〇年ほどのあいだに登場した苛烈な資本主義は、私たちの社会が持つ極めて重要なものを弱体化させてしまった。それが、悲劇的に多い死者を出すことにつながったのだ。けれどアフター・コロナの世界ではもう、人を目的としてではなく手段として見ることなど許されない。では、このパンデミックから抜け出したとき、私たちは自分たちの価値観やゴールを再定義することができるだろうか。確かにこのパンデミックで私たちは、互いを尊重することを学んだと思う。物理的な距離はとっても、心の距離は近づいていた。体調はどうかと尋ね合い、他者に対してより寛大になり、惜しみなく人をほめるようになった。私たちは明らかに、富よりも健やかでいることを優先するようになっていた。

＊

COVID－19のパンデミックにすべてを包括するような単一の教訓はない。また、不必要に失われた多くの命に究極の意味があるわけでもない。だが、たぶん次のことだけは言えると思う。COVID－19はたんなる事象ではなく、新たな時代の始まりだった。生においても、死においても、ウイルスが私たちを結びつけたのだ。そして今私たちは、人類が驚くほどの相互依存と調和で成り立っているのだと理解した。けれどそれでも、私たちの世界を組織し、秩序立てているのは分裂と分離、すなわち国や大陸、言語や信仰、政治システムや思想信条の分裂と分離だ。

だから私たちはこの機会を、対立や偏見に満ちた過去の空気に抗い、挑戦するきっかけにしなければいけない。今、このときを連帯や互いへの敬意や配慮のために費やさなければいけない。私の健康はあなたの健康によって決まり、あなたの健康は私の健康によって決まるのであり、私たちはお互いから逃げることはできないのだ。私たちにとって何よりも大切な自由は、私たち全員が健康であってこそのものだ。だから私たちは「私の国がどんな政治をしようが、何を優先事項にしようが、あなたには関係ない」などと言うことはできない。なぜなら無関係などということはあり得ないからだ。それは相手の国の政治や優先事項を私たちが気にするのと同じことだ。もはや完全に独立した国など、存在しないのだ。

COVID－19が過ぎ去ったのちに訪れるのは、社会的関係と政治的関係を重視する新たな時代、自由を新たな形の協力関係とコミュニケーションで獲得していく時代だ。もちろん、自国の文化やアイデンティティに誇りを持つことは大切だ。しかしCOVID-19を通じて私たちは、地球人としてのアイデンティティを持つことの重要性に気がついた。私たちは社会的存在だ。そして政治的存在でもある。COVID-19はそんな私たちに、私たち人類は相互に依存する存在だということを教えたのだ。

謝辞

私はこの短い本を、ロックダウン中のロンドンで書いたが、力になってくれた多くの人にここで感謝の気持ちを伝えたい。まずは、私を喜んで迎えてくれたイングリッド・ウルフに、そしてイゾベルとアリームに感謝したい。ローラには元気で長生きしてほしい。ランセット誌の同僚たちは、最も信頼性の高いCOVID－19の論文が確実に査読され、速やかに出版されることでパンデミックの最前線で戦う人たちの手に届くよう精力的に働いてくれた。また、大変なプレッシャーや困難と闘いながらも、時間をとって自らの経験を伝えてくれた中国、香港、イタリア、イギリス、その他の国の科学者のみなさんにも深い感謝を捧げたい。本書の出版を実現してくれたジョン・トンプソンにも心から感謝する。私のメッセージを形にしてくれたポリティ・ブックス社のエマ・ロングスタッフ、ヘレン・デイヴィーズ、ルーカス・ジョーンズ、ニール・デ・コートとキャロライン・リッチモンド、そして私の原稿に目を通し、論点を明確にするために感想や提案を寄せてくれた匿名の三人にも感謝の言葉を捧げたい。今では誰もが口にするようになった言葉だが、どうかみなさん安全に、そして強い心で過ごしてほしい。

第Ⅰ章　武漢から世界へ

1 Jasper Fuk-Woo Chan et al., A familial cluster of pneumonia associated with the 2019 novel coronavirus indicating person-to-person transmission, *The Lancet*, 24 January 2020.

2 Chaolin Huang et al., Clinical features of patients infected with 2019 novel coronavirus in Wuhan, China, *The Lancet*, 24 January 2020.

3 Joseph T. Wu et al., Nowcasting and forecasting the potential domestic and international spread of the 2019-nCoV outbreak originating in Wuhan, China, *The Lancet*, 31 January 2020.

4 Adam Kucharski, *The Rules of Contagion: Why Things Spread –and Why They Stop* (London: Profile Books, 2020).

5 Adam J. Kucharski et al., Early dynamics of transmission and control of COVID-19, *Lancet Infectious Diseases*, 11 March 2020.

6 Novel Coronavirus Pneumonia Emergency Response Epidemiology Team, The epidemiological characteristics of an outbreak of 2019 novel coronavirus diseases (COVID-19) –China 2020, *China CDC Weekly*, 2/8 (2020): 113–22.

7 Kiesha Prem et al., The effect of control strategies to reduce social mixing on outcomes of COVID-19 epidemic in Wuhan, China, *Lancet Public Health*, 25 March 2020.

8 Benjamin J. Cowling et al., Impact assessment of non-pharmaceutical interventions against coronavirus disease 2019 and influenza in Hong Kong, *The Lancet*, 17 April 2020.

9 Samantha Brooks et al., The psychological impact of quarantine and how to reduce it, *The Lancet*, 26 February 2020.

第Ⅱ章 なぜ備えがなかったのか

1 Ian Boyd, We practised for a pandemic, but didn't brace, *Nature*, 30 March 2020, p. 9.

2 Institute of Medicine, *Learning from SARS: Preparing for the Next Disease Outbreak* (Washington, DC: National Academies Press, 2004).

3 Ibid., p. 37.

4 *David P. Fidler, SARS, Governance and the Globalization of Disease* (Basingstoke: Palgrave Macmillan, 2004).

5 Nirmal Kandel et al., Health security capacities in the context of COVID-2019 outbreak, *The Lancet*, 18 March 2020.

第Ⅲ章　科学：成功と失敗のパラドックス

1 Chaolin Huang et al., Clinical features of patients infected with 2019 novel coronavirus in Wuhan, China, *The Lancet*, 24 January 2020.

2 Jasper Fuk-Woo Chan et al., A familial cluster of pneumonia associated with the 2019 novel coronavirus indicating personto-person transmission, *The Lancet*, 24 January 2020.

3 Roujian Lu et al., Genomic characterisation and epidemiology of 2019 novel coronavirus: implications for virus origins and receptor binding, *The Lancet*, 29 January 2020.

4 Joseph T. Wu et al., Nowcasting and forecasting the potential domestic and international spread of the 2019-nCoV outbreak originating in Wuhan, China, *The Lancet*, 31 January 2020.

5 Huijun Chen et al., Clinical characteristics and intrauterine vertical transmission potential of COVID-19 infection in nine pregnant women, *The Lancet*, 12 February 2020.

6 Nanshan Chen et al., Epidemiological and clinical characteristics of 99 cases of 2019 novel coronavirus pneumonia in Wuhan, China, *The Lancet*, 29 January 2020.

7 Xiaobo Yang et al., Clinical course and outcomes of critically ill patients with SARS-CoV-2 pneumonia in Wuhan, China, *Lancet Respiratory Medicine*, 21 February 2020.

8 WHO, *Report of the WHO–China Joint Mission on Coronavirus Disease 2019 (COVID-19), 16–24 February 2020*, www.who.int/docs/default-source/coronaviruse/who-china-joint-mission-on -COVID-19-final-report.pdf.

9 Anup Bastola et al., The first 2019 novel coronavirus case in Nepal, *Lancet Infectious Diseases*, 10 February 2020.

10 William Silverstein et al., First imported case of 2019 novel coronavirus in Canada, presenting as mild pneumonia, *The Lancet*, 13 February 2020.

11 Andrea Remuzzi and Giuseppe Remuzzi, COVID-19 and Italy: what next? *The Lancet*, 12 March 2020.

12 Isaac Ghinai et al., First known person-to-person transmission of severe acute respiratory syndrome coronavirus 2 (SARS-CoV-2) in the USA, *The Lancet*, 12 March 2020.

13 Rachael Pung et al., Investigation of three clusters of COVID-19 in Singapore, *The Lancet*, 16 March 2020.

14 Remuzzi and Remuzzi, COVID-19 and Italy: what next?

15 Laurie Garrett, *The Coming Plague: Newly Emerging Diseases in a World out of Balance* (Harmondsworth: Penguin, 1994).（ローリー・ギャレット、『カミング・プレイグ - 迫りくる病原体の恐怖』山内一也、大西正夫、野中浩一訳（河出書房新社、二〇〇〇年）

16 Institute of Medicine, *Learning from SARS: Preparing for the Next Disease Outbreak* (Washington, DC: National Academies Press, 2004).

17 Lucy Jones, *The Big Ones: How Natural Disasters Have Shaped Us (and What We can Do about Them)* (London: Icon Books, 2018).

18 Independent Scientific Advisory Group for Emergencies, *COVID-19: What Are the Options for the UK? Recommendations for Government based on an Open and Transparent Examination of the Scientific Evidence*, 12 May 2020, www.independentsage. org/wp-content/uploads/2020/05/The-Independent-SAGEReport. pdf.

第四章　防衛の最前線

1 Simiao Chen et al., Fangcang shelter hospitals: a novel concept for responding to public health emergencies, *The Lancet*, 2 April 2020.

2 Amitava Banerjee et al., Estimating excess 1-year mortality associated with the COVID-19 pandemic according to underlying conditions and age, *The Lancet*, 12 May 2020.

第五章 COVID-19の政治学

1 Jacques Ellul, *Propaganda: The Formation of Men's Attitudes* (New York: Alfred A. Knopf, 1965).

2 Didier Fassin, *Life: A Critical User's Manual* (Cambridge: Polity,

2018).

第六章　リスク社会を再検討する

1　Ulrich Beck, *Risk Society: Towards a New Modernity*, trans. Mark Ritter (London: Sage, [1986] 1992), p. 183.　ウルリヒ・ベック『危険社会：新しい近代への道』東廉、伊藤美登里訳（法政大学出版局、一九九八年）

2　Ibid., p. 59.

3　Jeremy Bentham, *The Panopticon Writings* (London: Verso, 1995).

4　Michel Foucault, *The Birth of Biopolitics: Lectures at the College de France, 1978–79* (Basingstoke: Palgrave Macmillan, 2008).　ミシェル・フーコー『ミシェル・フーコー講義集成八　生政治の誕生』慎改康之訳（筑摩書房、二〇〇八年）

5　Michel Foucault, *Society Must Be Defended: Lectures at the College de France, 1975–76* (London: Penguin, 2004).　ミシェル・フーコー『社会は防衛しなければならない』石田英敬、小野正嗣訳（筑摩書房、二〇〇七年）

6　Timothy Roberton et al., Early estimates of the indirect effects of the COVID-19 pandemic on maternal and child mortality in low-income and middle-income countries, *Lancet Global Health*, 12 May 2020.

7　Slavoj Žižek, *Pandemic! COVID-19 Shakes the World* (Cambridge: Polity, 2020).

8　Beck, *Risk Society*, p. 234.

9　Benjamin Fondane, *Existential Monday* (New York: New York Review of Books, 2016).

第七章　次のパンデミックに備えて

1　Arundhati Roy, The pandemic is a portal, *Financial Times*, 3 April 2020.

2　Andy Haldane, Reweaving the social fabric after the crisis, *Financial Times*, 24 April 2020.

3　Albert Camus, How to survive a plague, *Sunday Times*, 10 May 2020.

4　Lars Svendsen, *A Philosophy of Fear*, trans. John Irons (London: Reaktion Books, 2008).

5　Avishai Margalit, *The Ethics of Memory* (Cambridge, MA: Harvard University Press, 2002).

なぜ新型コロナを止められなかったのか

著者　リチャード・ホートン
訳者　吉嶺英美

2020 年 12 月 30 日　第一刷印刷
2021 年 1 月 10 日　第一刷発行

発行者　清水一人
発行所　青土社

〒 101-0051　東京都千代田区神田神保町 1-29　市瀬ビル
［電話］03-3291-9831（編集）　03-3294-7829（営業）
［振替］00190-7-192955

印刷・製本　双文社印刷
装丁　大倉真一郎

ISBN978-4-7917-7342-8　Printed in Japan